Prof. Dr. med. Hans Joachim Reuter
Lena Brax

Prostata

Prof. Dr. med. Hans Joachim Reuter
Lena Brax

Prostata
Erkrankungen erkennen und behandeln

TRIAS

Redaktion: Marion Zerbst
Umschlaggestaltung:
Cyclus · D+P Loenicker,
Stuttgart
Illustrationen:
Katharina Schumacher
Fotos: Bayer (1),
Paul Hartmann AG (5),
Reuter (1),
Waldmann (5),
Stockmarket (Umschlag vorne
und hinten)
DTP-Design:
Bernd Hirschmeier, Aidlingen
Druck: Druckerei Parzeller,
Fulda
Konzeption und
Projektleitung:
Werner Waldmann
WZ Media, Stuttgart

© 1997 Georg Thieme Verlag,
Rüdigerstraße 14,
D-70469 Stuttgart

ISBN 3-89373-725-1

Wichtiger Hinweis: Medizin als Wissenschaft ist ständig im Fluß. Soweit in diesem Buch eine Dosierung oder eine Applikation erwähnt wird, darf der Leser zwar darauf vertrauen, daß Autor und Verlag größte Mühe darauf verwandt haben, daß diese Angabe genau dem Wissensstand bei Fertigstellung des Werkes entspricht. Dennoch sollte jeder Benutzer die Beipackzettel der verwendeten Medikamente prüfen, um in eigener Verantwortung festzustellen, ob die dort gegebene Empfehlung für Dosierungen oder die Beachtung von Kontraindikationen gegenüber der Angabe in diesem Buch abweicht. Benutzer außerhalb der Bundesrepublik Deutschland müssen sich nach den Vorschriften der für sie zuständigen Behörden richten.

Geschützte Warennamen (Warenzeichen) werden nicht besonders kenntlich gemacht. Aus dem Fehlen eines solchen Hinweises kann nicht geschlossen werden, daß es sich um einen freien Warennamen handelt.

Viele Männer wissen erstaunlich wenig über die Prostata – Lage und Funktion dieser Geschlechtsdrüse sind einem Großteil der Männer unbekannt. Bemerkenswert ist dies, weil ungefähr 80 % aller Männer über 60 Jahre unter Prostataproblemen zu leiden haben.

Auch wenn Männer vermuten, daß sie unter einer Prostataerkrankung leiden, gehen viele von ihnen nicht oder erst spät zum Arzt. Den meisten ist es unangenehm, über ihre Beschwerden zu reden; manche scheuen vor dem Arztbesuch zurück, aus Angst, eine Behandlung der Prostata könne zu Impotenz führen. Doch je eher ein Prostataleiden behandelt wird, um so geringer sind die Folgen der Erkrankung und um so weniger schwerwiegend ist der Eingriff. Bei Prostatakrebs beispielsweise bestehen bei frühzeitigem Erkennen gute Chancen auf Heilung.

Dies Buch möchte Sie darüber aufklären, welche Beschwerden auf ein Prostataleiden hindeuten. Es will Ihnen die Angst vor der Untersuchung der Prostata nehmen und Ihnen die verschiedenen Möglichkeiten der Behandlung der kranken Vorsteherdrüse, wie die Prostata auf deutsch heißt, aufzeigen. Außerdem erfahren Sie, was Sie selbst tun können, um Prostataerkrankungen vorzubeugen. Je besser Sie über Prostataleiden und die Behandlungsmethoden Bescheid wissen, um so leichter wird Ihnen das Gespräch mit dem Arzt fallen.

Die Autoren

Prof. Dr. med. Hans Joachim Reuter leitete viele Jahre eine von ihm gegründete Fachklinik in Stuttgart. Durch seine weltweite Vortrags- und Fortbildungstätigkeit und zahlreiche wissenschaftliche Publikationen zählt er zu den international führenden Urologen.

Lena Brax ist freie Medizinjournalistin und Buchautorin.

Inhalt

8 Was dieses Buch für Sie tun kann

11 Wie kommt es zu Prostataerkrankungen?

- 12 Die Lage der Prostata
- 14 Wie ist die gesunde Prostata aufgebaut?
- 16 Geschlechtsorgane, Harntrakt und Prostata
- 18 Die Aufgaben der Prostata
- 20 Wie entsteht eine Prostataentzündung?
- 22 Die akute Entzündung der Vorsteherdrüse
- 24 Die chronische Prostataentzündung
- 26 Was versteht man unter abakterieller Prostatopathie?
- 28 Die sogenannte Altersprostata
- 32 Verlauf und Folgen der Prostatavergrößerung
- 36 Wie macht sich Prostatakrebs bemerkbar?

41 Wie werden Prostataleiden behandelt?

- 42 Besonders wichtig: das Gespräch mit dem Arzt
- 44 Was Blutuntersuchungen verraten
- 46 Wann werden Urintests durchgeführt?
- 48 Die Rektaluntersuchung – nicht so schlimm wie ihr Ruf
- 50 Ultraschall, Röntgenuntersuchung, Zystoskopie und Biopsie
- 54 Wie werden die Prostatitisformen behandelt?
- 58 Hilfe bei abakterieller Prostatopathie
- 60 Medikamente gegen Prostatavergrößerung
- 62 Andere Hilfen beim Prostataadenom
- 64 Wann muß die Altersprostata operiert werden?
- 66 Transurethrale Prostatektomie – was ist das?
- 68 Die chirurgische oder offene Prostatektomie
- 70 Andere Behandlungsmethoden der Altersprostata
- 72 Die Angst vor Folgen – im Regelfall unbegründet
- 74 Operationsmethoden bei Prostatakrebs

Medikamentöse Behandlung und Strahlentherapie	78
Medikamentöse Blockade der Testosteronproduktion	80
Mögliche Folgen der Krebsbehandlung	82

Was kann ich selbst tun? 87

Sinnvolle Vorsorgeuntersuchungen	88
Ernähren Sie sich gesund!	90
Die richtige Trinkmenge	94
Bewegung ist wichtig!	96
Achten Sie auf Ihre Lebensweise!	98
Wärme und Bäder – gut für die Prostata	100
Was bei Harninkontinenz zu tun ist	102
Sexualität und Prostataerkrankungen	106
Kann ich meinen Beruf noch ausüben?	108
Hilfe bei seelischen Problemen	110

Die häufigsten Fragen bei Prostataleiden 113

Kleines Wörterbuch 120

Adressen, die weiterhelfen können 126

Register 127

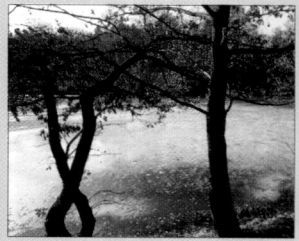

Was dieses Buch für Sie tun kann

Obwohl Prostataleiden zu den häufigsten Männerkrankheiten gehören, reden Männer nur ungern über Erkrankungen der Vorsteherdrüse. Vielen ist es sogar peinlich oder sie fürchten sich, zum Arzt zu gehen, wenn sie Probleme haben, die auf ein Prostataleiden hindeuten – dazu zählt zum Beispiel häufiges Wasserlassen in der Nacht oder ein unangenehm versteiftes Glied. Scham ist jedoch fehl am Platz, denn mit zunehmendem Alter sind mehr und mehr Männer von einer Prostataerkrankung betroffen. Beginnend nach dem 50. Lebensjahr zeigen sich bei 50 bis 60 Prozent aller Männer Anzeichen einer gutartigen Vergrößerung der Vorsteherdrüse.

Bei vielen Männern ist zudem die Angst groß, daß eine Behandlung der Prostata sie impotent machen könnte. Doch oft treten eher als Folge einer Erkrankung der Prostata Probleme mit der Sexualität auf als nach einer Behandlung. Falls Sie also Schwierigkeiten beim Wasserlassen haben oder Störungen der Potenz verspüren, die den Verdacht auf eine Prostataerkrankung aufkommen lassen, gehen Sie in jedem Fall zum Arzt!

Ganz wichtig: die Früherkennung

Je früher eine Prostataerkrankung entdeckt wird, um so wirkungsvoller und einfacher läßt sie sich in der Regel behandeln. Vor allem bei Prostatakrebs ist die Früherkennung, wie Sie sich vorstellen können, wichtig, um die Heilungschancen zu vergrößern. Doch auch eine an sich gutartige Prostatavergrößerung kann schwerwiegende Folgen haben. Sie kann beispielsweise zu Blasenschwäche und sogar zu Nierenversagen führen. Die

Aus Unwissenheit ist die Furcht vor Prostataerkrankungen und ihrer Behandlung bei vielen Männern groß. In den meisten Fällen ist jedoch die Angst vor einer Behandlung unberechtigt.

wenigsten Männer nehmen jedoch an den Vorsorgeuntersuchungen teil, obwohl dadurch viele Prostataerkrankungen im Frühstadium erkannt und behandelt werden könnten.

Keine Angst vor der Behandlung!

Anstatt sich frühzeitig in ärztliche Behandlung zu begeben, ignorieren eine ganze Reihe von Männern Beschwerden, die auf eine Erkrankung der Prostata hindeuten. Aus den unterschiedlichsten Gründen fürchten sich viele vor einer Behandlung. Die meisten sind nur unzureichend über die Untersuchungs- und Therapiemethoden informiert und machen sich deshalb falsche Vorstellungen von einer Behandlung. Einige erinnern sich an Schauergeschichten über die Therapie von Prostataleiden, die sie im Bekanntenkreis gehört oder in Zeitschriften gelesen haben.

Dieses Buch will Sie über die Behandlungsmöglichkeiten bei Prostataerkrankungen informieren. Es will Ihnen durch seriöse Informationen die Angst vor der Behandlung nehmen. Denken Sie immer daran, daß sich ohne Therapie Ihr Leiden verschlimmern und es unangenehme sowie gefährliche Folgen nach sich ziehen kann! Selbstverständlich werden Ihnen mögliche Risiken der verschiedenen Behandlungsmethoden ebenfalls nicht verschwiegen, doch wird Ihnen auch erklärt, wie Sie mit eventuell auftretenden Problemen besser zurechtkommen. Außerdem zeigt Ihnen das vorliegende Buch, welche Möglichkeiten zur Vorbeugung von Prostataerkrankungen (vor allem des gefährlichen Prostatakrebses) es gibt und was Sie selbst tun können, um mit Ihrer Erkrankung fertig zu werden.

Vergessen Sie bitte nie, daß Sie mit Ihrem Problem nicht allein sind: Wenn andere ihre Prostataerkrankung überwunden haben, sollte dies Ihnen auch gelingen!

Prostataerkrankungen sollten so rasch wie möglich ärztlich behandelt werden, um möglichen Spätfolgen wie Blasenschwäche oder gar Harnverhaltung mit lebensbedrohlichen Folgen vorzubeugen.

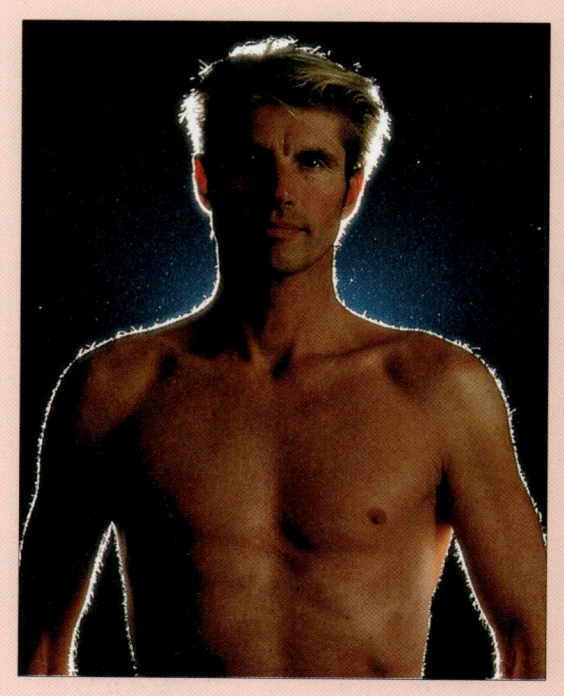

Wie kommt es zu Prostataerkrankungen?

Die Vorsteherdrüse oder Prostata ist ein Organ, dessen Lage und Aufgabe nur wenigen Männern bekannt ist. Prostataleiden gelten fälschlicher-weise als Altherrenkrankheit, und die ersten Symptome einer beginnenden Erkrankung werden häufig übersehen oder ignoriert. Das folgende Kapitel will Sie über Aufbau und Funktion dieses männlichen Geschlechtsorgans informieren und darüber aufklären, wie Prostataerkrankungen entstehen und wie sie sich äußern.

Prostatalage 12

Prostataaufbau 14

Urogenitalsystem 16

Akute Prostatitis 22

Prostatavergrößerung 28

Funktion der Prostata 18

Chronische Prostatitis 24

Krankheitsstadien 32

Prostatitis 20

Prostatopathie 26

Prostatakarzinom 36

Die Lage der Prostata

Prostata-lage Unterhalb der Harnblase, die für die Speicherung und Entleerung des Urins zuständig ist, liegt ein etwa kastaniengroßes Organ. Dies ist die sogenannte Vorsteherdrüse oder Prostata.

An die Harnblase schließt sich die Harnröhre (Urethra) an, durch die der Urin nach außen geleitet wird. Die Harnröhre wird im obersten Abschnitt von der Prostata umschlossen, weshalb dieser Teil der Harnröhre auch

Die Abbildung zeigt die Seitenansicht der männlichen Geschlechtsorgane. Die Prostata liegt unterhalb der Harnblase. Mitten durch sie hindurch verläuft der obere Teil der Harnröhre.

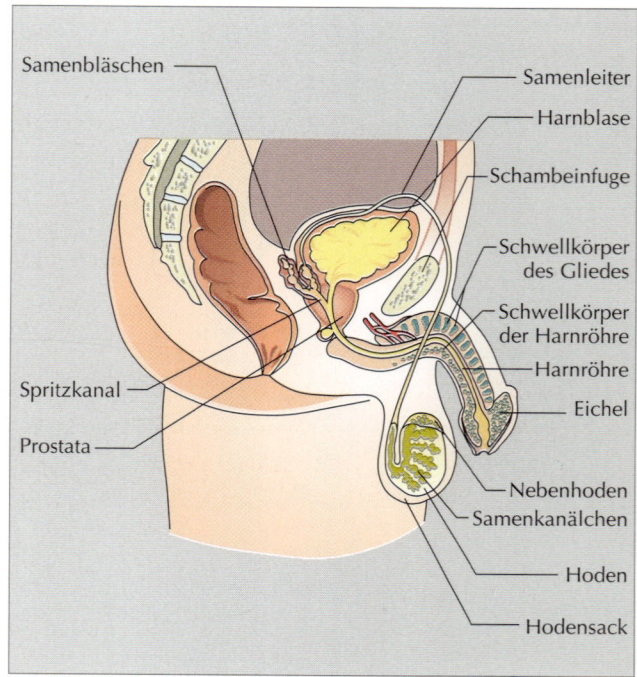

als prostatische Harnröhre bezeichnet wird. Weiterhin liegt die Prostata der Beckenbodenmuskulatur auf. Diese äußerst kräftige Muskulatur begrenzt den Bauchraum nach unten. Zudem bildet sie den sogenannten äußeren Schließmuskel, der die Harnröhre nach außen verschließt, so daß kein Urin austreten kann. Nach hinten hat die Prostata Kontakt zum Enddarm (Rektum), der ihr mit seiner Vorderfläche aufliegt.

Die Vorsteherdrüse gehört zu den männlichen Geschlechtsorganen, genau wie der Penis, die Hoden und Nebenhoden, die Samenleiter und die Samenbläschen. Die Harnröhre, die zunächst durch die Prostata verläuft, zieht sich weiter durch den Penis bis zur Penisöffnung an der Eichel. Durch sie wird der Urin ausgeschieden und auch der Samen ausgestoßen.

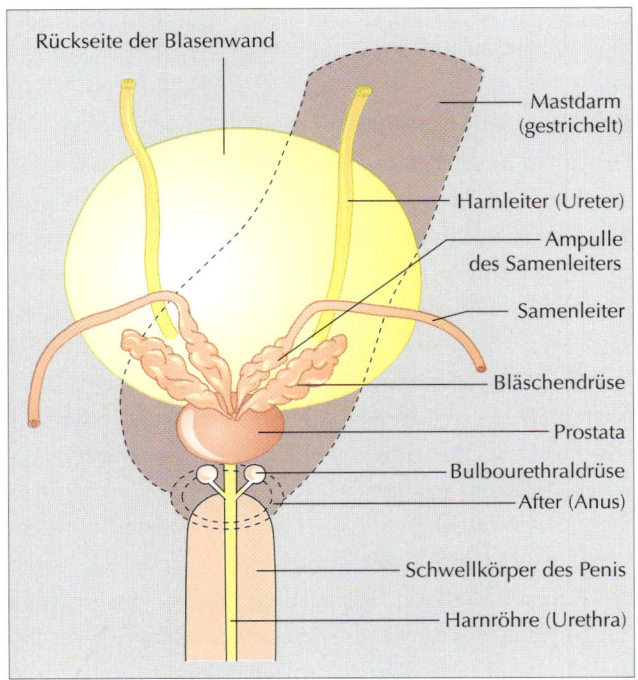

Der Blick von hinten auf die Prostata verdeutlicht, daß sich die Vorsteherdrüse direkt an den Blasenausgang anschließt. Von hinten liegt ihr der Enddarm auf.

Wie ist die gesunde Prostata aufgebaut?

Prostataaufbau

Die Prostata ist eine Drüse, also ein Organ, das besondere Flüssigkeiten – sogenannte Sekrete – zur Verflüssigung und Aktivierung des Samens absondert und so das Sperma bildet. Sie besteht aus 30 bis 80 Drüsengruppen, zwischen denen Muskelfasern und Bindegewebe liegen.

Die Drüsen in der Prostata sind zur Harnröhre hin geöffnet, so daß das von der Vorsteherdrüse produzierte Sekret in die Harnröhre gelangen kann. Nach außen hin ist das Drüsengewebe von einer stützenden Bindegewebsschicht umschlossen.

Die Prostata ist eine Geschlechtsdrüse, die erst in der Pubertät heranreift.

Eine kastanienähnliche Drüse

Die Form der Prostata ist etwa mit der einer Kastanie vergleichbar; die Vorsteherdrüse wiegt ungefähr 15 bis 20 Gramm und hat einen Durchmesser von höchstens fünf Zentimetern. Mitten durch sie hindurch zieht sich, wie Sie bereits wissen, der Anfangsteil der Harnröhre. Zwischen Harnröhre und Prostata liegen noch weitere Drüsen, die sogenannten paraurethralen Drüsen oder Nebenharnröhrendrüsen, die eine große Rolle bei der sogenannten Prostatavergrößerung spielen, wie Sie später noch sehen werden.

Die Muskelfasern, die sich in der Prostata befinden, können nicht willentlich kontrolliert werden. Sie haben die Aufgabe, das von den kleinen Drüsen der Prostata hergestellte Sekret durch Zusammenziehen (Kontraktion) in die prostatische Harnröhre auszustoßen. Gegen

Wie kommt es zu Prostataerkrankungen?

die Harnröhre sind die Drüsenausgänge jedoch verschlossen, wodurch gewährleistet wird, daß kein Urin aus der Harnröhre in die Drüsengänge fließen kann.

Entwicklung der Prostata

Zwar ist die Prostata bereits bei der Geburt vorhanden, doch da sie zu den Geschlechtsorganen gehört, entwickelt sie sich erst in der Pubertät. Sie erreicht ihre endgültige Größe etwa mit dem 18. Lebensjahr. Gesteuert wird das Wachstum der Prostata von den Sexualhormonen, den sogenannten Androgenen. Vor allem das Sexualhormon Testosteron ist für die Entwicklung der Prostata zuständig. Testosteron wird hauptsächlich in den Hoden gebildet, doch auch die Nebennieren stellen eine gewisse Menge Testosteron her.

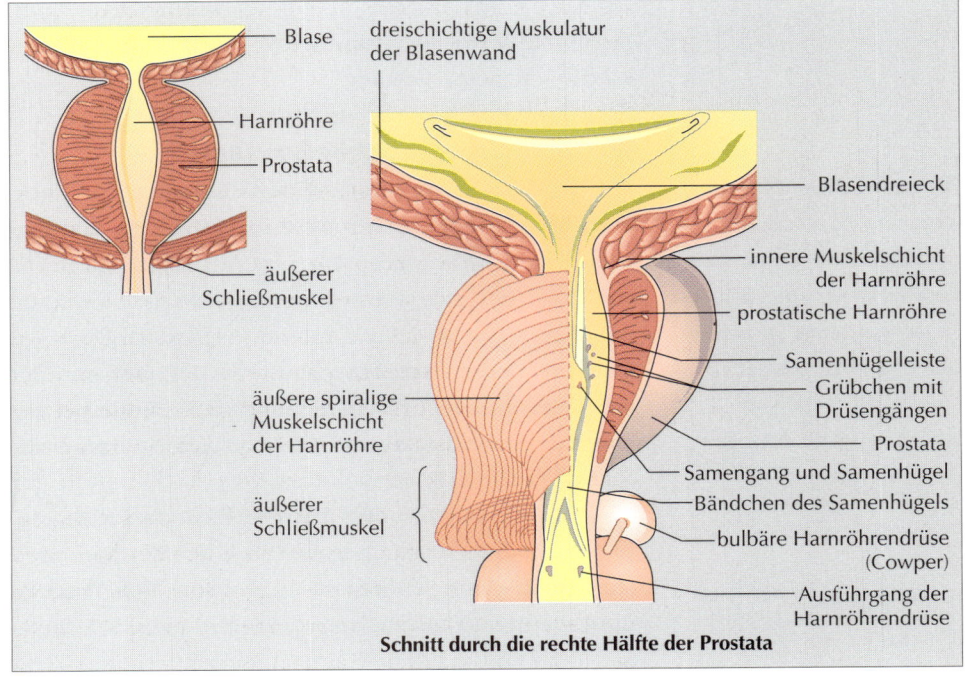

Während die linke Abbildung den schematischen Aufbau der Prostata zeigt, ist auf der rechten Abbildung neben einer detaillierteren Ansicht der Prostata der Aufbau der prostatischen Harnröhre zu erkennen.

Schnitt durch die rechte Hälfte der Prostata

Geschlechtsorgane, Harntrakt und Prostata

Urogenitalsystem Wie Sie wissen, gehört die Prostata zu den Geschlechtsorganen und steht in engem Zusammenhang mit dem Harntrakt. Im folgenden werden kurz Aufbau und Funktion der Geschlechtsorgane und Harnwege beschrieben, damit die Funktion der Prostata verständlicher wird.

Als ableitende Harnwege werden die Nierenbecken, die Harnleiter, die Harnblase und die Harnröhre bezeichnet. Durch sie wird der Urin, der in den Nieren gebildet wird, nach außen geleitet.

Die Blase und die Schließmuskel

Die Harnblase muß man sich als einen aus Muskeln bestehenden ballonartigen Sack vorstellen, der sich um so stärker dehnt, je mehr Urin er enthält. Sie hat ein Fassungsvermögen von ungefähr 0,3 bis 0,5 Litern.

Als Behälter zur Speicherung des Urins dient die Harnblase. Über die Harnleiter wird stoßartig Urin von den Nieren in die Blase gespritzt. Das Austreten des Harns von der Blase in die Harnröhre wird durch den inneren und den äußeren Schließmuskel verhindert. Dort, wo die Blase in die Harnröhre übergeht, befindet sich der nicht willentlich steuerbare innere Schließmuskel, ein Ring aus Muskelfasern, der vor allem dem Sperma beim Samenerguß (Ejakulation) den Weg nach hinten zur Blase verwehrt. Darunter hat die Prostata ihren Sitz. Unterhalb der Prostata befindet sich der Beckenboden mit dem äußeren Schließmuskel, der vom Willen beeinflußt werden kann und unter anderem bei der Ejakulation dem Sperma den Weg nach außen freigibt. Wenn es nun bei einer bestimmten Blasenfüllung zu Harndrang kommt, zieht sich die Blasenwand zusammen, beide Schließmuskeln entspannen sich, und der Harn tritt durch die Harnröhre nach außen.

Die männlichen Geschlechtsorgane

Die Hoden, die im Hodensack liegen, produzieren sowohl männliche Sexualhormone als auch die Samenzellen. Diese Spermien wandern nach ihrer Herstellung in die Nebenhoden, die den Hoden oben anliegen, aber auch in die Samenbläschen, die hinter der Harnblase oberhalb der Prostata liegen und durch einen Gang mit den Samenleitern verbunden sind. Dort werden sie gespeichert, bis sie beim Samenerguß benötigt werden. Beim Samenerguß schießen die Spermien in die Samenleiter, die von hinten in die Prostata münden. Bevor der Samen jedoch in die Vorsteherdrüse gelangt, wird er mit einem Sekret aus den Samenbläschen vermischt.

Samen und Samenbläschenflüssigkeit laufen durch einen Kanal durch die Prostata und spritzen dann in die Harnröhre. Die Vorsteherdrüse sondert beim Samenerguß ebenfalls ein Sekret ab. Bei der Ejakulation zieht sich die Prostatamuskulatur zusammen, was bewirkt, daß das Sekret in die Harnröhre ausgestoßen wird und so der Flüssigkeit und den Spermien aus den Samenbläschen beigemischt wird. Der innere Schließmuskel der Blase und die Prostatamuskulatur verhindern, daß Samenflüssigkeit in die Blase gelangt. Genauso wird ausgeschlossen, daß das Ejakulat mit Harn vermischt wird.

Die Harnröhre zieht sich durch den Penis. Das Ejakulat durchläuft beim Samenerguß die Harnröhre. Da Harnwege und Geschlechtsorgane beim Mann so nah beieinanderliegen und die Harnröhre zur Ausscheidung des Urins und des Samens genutzt wird, spricht man vom Urogenitalsystem.

Im Gegensatz zur Frau, bei der Harnröhren- und Geschlechtsöffnung voneinander getrennt sind, werden über die Harnröhre beim Mann (Länge: 20 bis 25 Zentimeter) sowohl Urin als auch Samen abgegeben.

Die Aufgaben der Prostata

Funktion der Prostata

Nach all dem, was Sie bisher über die Prostata erfahren haben, sind Sie jetzt sicherlich auf die Funktion der Vorsteherdrüse gespannt. Die Aufgaben der Prostata sind nämlich noch weitaus weniger bekannt als die Lage dieser Geschlechtsdrüse.

Wie Sie bereits wissen, sondert die Prostata ein Sekret ab, das der Samenflüssigkeit beigemischt wird, wenn diese die Prostata durchläuft. Dieses Sekret hat verschiedene Aufgaben.

Versorgung der Samenzellen

Die wichtigste Aufgabe der Prostata ist die Herstellung eines Sekrets, das dem Ejakulat beigemischt wird und verschiedene Funktionen hat.

Das weißliche Sekret der Vorsteherdrüse ist ein wichtiger Bestandteil des Ejakulats; ungefähr ein Drittel des Ejakulats besteht aus der Prostataflüssigkeit, die eine Reihe verschiedener Substanzen enthält. Die Flüssigkeit versorgt die Spermien mit Nährstoffen und aktiviert die Beweglichkeit der Samenzellen. Dennoch ist dieses Sekret nicht unbedingt für die Fortpflanzungsfähigkeit der Samenzellen notwendig. Auch wenn der Samenflüssigkeit kein Prostatasekret beigemengt ist, können Spermien theoretisch eine Eizelle befruchten.

Der „Prostatasaft" hat zudem die Aufgabe, das saure Milieu der weiblichen Scheide so zu verändern, daß die Spermien durch die Scheidenflüssigkeit keinen Schaden erleiden. Die Vaginalflüssigkeit hat nämlich unter anderem die Funktion, Bakterien abzuwehren und würde ohne den Einfluß des Prostatasekrets die Lebensfähigkeit der Samenzellen verringern. Außerdem wirken hormonähnliche Stoffe, die sich in dem Sekret befinden, auf den Gebärmutterhals ein, so daß dieser sich ein wenig öffnet. Die Samenzellen können dadurch leichter zur Eizelle gelangen, so daß sich die Chancen einer Befruchtung und damit einer Schwangerschaft erhöhen. Außerdem ist die Prostataflüssigkeit für den Geruch der Samenflüssigkeit zuständig.

Verschluß der Samenwege

Wie Sie auf den vorhergehenden Seiten erfahren haben, wird sowohl die Samenflüssigkeit als auch der Urin über die Harnröhre nach außen abgegeben. Während der Blasenentleerung verschließt die gesunde Prostata die Kanäle der Samenwege, so daß kein Harn in sie eindringen und Krankheiten verursachen kann. Zudem trägt die Vorsteherdrüse beim Ausstoßen des Samens dazu bei, daß keine Samenflüssigkeit in die Harnblase gelangt und sich dort mit dem Urin vermischt.

Die Prostata sorgt dafür, daß kein Urin in die Samenleiter und zu den Hoden gelangen kann.

Hormone produziert die Prostata nicht

Viele Männer sind fälschlicherweise der Ansicht, daß die Prostata an der Herstellung der männlichen Sexualhormone beteiligt ist. Dies ist jedoch nicht der Fall. Die Vorsteherdrüse ist daher nicht für die Potenz verantwortlich, was vermutlich die Männer beruhigen wird, die an einer Erkrankung der Prostata leiden. Das wichtigste männliche Sexualhormon Testosteron, das den Sexualtrieb weitgehend steuert, wird vor allem von den Hoden hergestellt.

Einen Einfluß haben die Sexualhormone selbstverständlich trotzdem auf die Prostata: Sie spielen bei der Entwicklung der Vorsteherdrüse während der Pubertät eine Rolle, aber auch Produktion und Absonderung des Prostatasekrets werden durch die Hormone beeinflußt.

Wie entsteht eine Prostataentzündung?

Prostatitis

Eine Prostatitis, die Entzündung der Vorsteherdrüse, wird oft durch Krankheitserreger, meist durch Bakterien, hervorgerufen. Entzündungen der Prostata treten häufig schon bei Männern im vierten Lebensjahrzehnt auf.

Meistens ist die Entzündung nicht auf die Prostata beschränkt – wenn Krankheitserreger beispielsweise durch die Harnröhre in Richtung Prostata aufsteigen, ist in der Regel auch die Harnröhre von der Entzündung betroffen. Eine Entzündung der Prostata kann sich außerdem auf die Samenbläschen, die Samenleiter, die Nebenhoden und manchmal auch auf die Hoden ausbreiten. Man spricht dann von einer Entzündung der Geschlechtsorgane, einer sogenannten Adnexitis. Aber auch auf Blase und Nieren können die Erreger übergreifen und dort schwere Infektionen auslösen.

Von einer Prostataentzündung ist etwa einer von 2000 Männern betroffen. Auch junge Männer können unter einer Prostatitis leiden.

Verschiedene Infektionswege

Es gibt verschiedene Möglichkeiten, wie die Krankheitserreger zur Prostata gelangen und dort eine Entzündung hervorrufen können. Meist nehmen die Erreger den Weg über die Harnröhre zur Prostata. Oft gelangen die Keime durch unzureichende Hygiene in die Harnröhre, sie können aber auch durch den Geschlechtsverkehr in die Harnröhre geraten.

Manchmal wandern auch Krankheitserreger, die sich bereits in der Blase oder den Nieren befinden, in die Prostata. Aber auch über das Blut können Bakterien von

Wie kommt es zu Prostataerkrankungen?

anderen Infektionsherden zur Prostata gelangen. Beispielsweise können bei einer Mandelentzündung Erreger aus den vereiterten Mandeln über das Blut zur Prostata geschwemmt werden. Auch der Darm kann bei einer Prostatitis in Mitleidenschaft gezogen werden.

Es müssen jedoch nicht immer nur Bakterien sein, die eine Prostatitis hervorrufen. Auch Viren oder Kleinstlebewesen wie die meist sexuell übertragenen Chlamydien, Gardnerellen oder Pilze und Würmer können die Entzündung der Vorsteherdrüse hervorrufen. Infolge einer Geschlechtskrankheit wie Tripper oder Syphilis oder einer Lungentuberkulose kann es zu einer Prostataentzündung kommen. Sie sehen, es ist wichtig, daß der Arzt die genaue Ursache für die Prostatitis ausfindig macht, um sie wirkungsvoll zu bekämpfen.

Die Abbildung zeigt die verschiedenen Formen einer Prostataentzündung, aber auch, auf welche weiteren Organe die Infektion übergreifen kann. Ein Prostataabszeß ist eine Eitereinschmelzung, in dessen Folge sich Gänge zu anderen Organen, sogenannte Fisteln, bilden können.

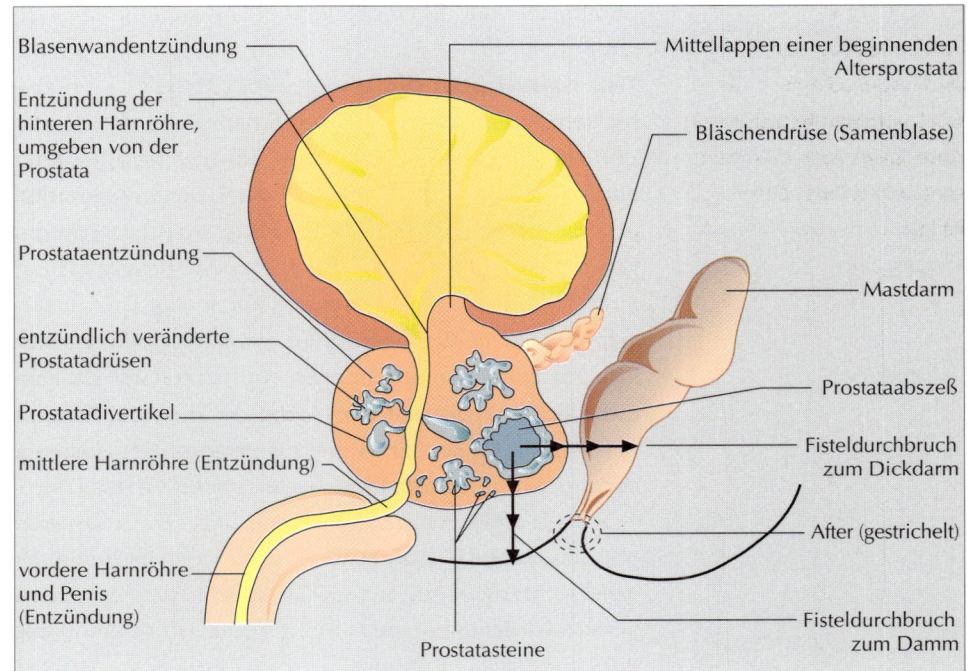

Die akute Entzündung der Vorsteherdrüse

Akute Prostatitis **Bei der akuten Prostatitis handelt es sich um eine meist sehr schmerzhafte, plötzlich auftretende Entzündung der Vorsteherdrüse. Oft geht dieser Erkrankung eine Unterkühlung des Unterleibs (kaltes Sitzen) voraus.**

Es ist ganz wichtig, daß eine akute Prostatitis ärztlich behandelt wird. Sonst kann es zu schweren Folgen für die Prostata und die umliegenden Organe kommen.

Wie äußert sich die akute Prostatitis?

Meistens macht sich die akute Entzündung der Vorsteherdrüse durch Probleme beim Wasserlassen bemerkbar – die Harnröhre brennt bei der Urinausscheidung, oft ist das Wasserlassen sehr schmerzhaft. Außerdem kommt es oft rasch nach der Blasenentleerung erneut zu Harndrang, doch wird jeweils nur wenig Urin ausgeschieden. Dem Harn kann Blut oder Eiter beigemischt sein; manchmal kommt es nach einiger Zeit zur völligen Harnverhaltung. Auch der Stuhlgang kann Schmerzen bereiten, denn wie Sie wissen, befindet sich der Enddarm in unmittelbarer Nachbarschaft der Prostata.

Hohes Fieber ist bei der akuten Form der Prostatitis ebenfalls keine Seltenheit – manchmal fehlt es aber auch ganz. Schmerzen im Bereich der Leisten oder des Steißbeins können ebenfalls auf eine akute Entzündung der Vorsteherdrüse hindeuten.

Eine akute Prostataentzündung ist im Regelfall sehr schmerzhaft. Oft treten Probleme bei der Harnentleerung auf.

Komplikationen vermeiden!

Wird eine akute Prostatitis nicht oder nur unzureichend behandelt, können sich Eiterherde in der Prostata entwickeln, die gesundes Gewebe zerstören. Wenn diese Eiteransammlungen sehr groß werden, kann es zu einem sogenannten Prostataabszeß kommen, der sehr schmerzhaft ist. Außerdem kann der Abszeß, also der begrenzte Eiterherd, aufbrechen. Infolgedessen bilden sich möglicherweise Gänge – Fisteln genannt –, die von der Prostata beispielsweise in den Enddarm, in die Harnröhre oder durch den Damm nach außen führen können. Gelangt das eitrige Sekret mit den Bakterien in die Blutbahn, können die Krankheitserreger in anderen Organen Schaden anrichten.

Auch auf das Sexualleben kann die Entzündung der Prostata Einfluß nehmen. Greift eine Prostatitis auf die benachbarten Geschlechtsorgane wie Samenbläschen, Samenleiter und Nebenhoden über, kann als Folge Zeugungsunfähigkeit eintreten. Potenzstörungen sind ebenfalls möglich.

Daher ist es unbedingt notwendig, bei dem Verdacht auf eine Prostataentzündung sofort zum Arzt zu gehen! Wichtig ist es auch, sich genau nach den Anweisungen des Arztes zu richten, weil eine nicht völlig ausgeheilte Entzündung der Vorsteherdrüse ebenfalls die oben geschilderten Folgen nach sich ziehen kann. Falls die Krankheit nicht ausgeheilt wird, kann eine akute Prostatitis auch in die chronische Form der Prostataentzündung übergehen.

Denken Sie bitte daran, Ihrer Partnerin oder Ihrem Partner mitzuteilen, wenn Sie unter einer Entzündung der Vorsteherdrüse leiden. Möglicherweise ist sie oder er ebenfalls mit den Krankheitskeimen infiziert und muß auch behandelt werden. Sonst besteht unter anderem für Sie die Gefahr, sich erneut zu infizieren!

> **Eine Folge der akuten Prostatitis können Potenzprobleme sein. Die Erkrankung kann außerdem vorübergehende, manchmal auch dauerhafte Unfruchtbarkeit nach sich ziehen!**

Die chronische Prostataentzündung

Chronische Prostatitis — **Im Gegensatz zur akuten Prostatitis ruft die chronische Form der Prostataentzündung meistens nur geringe oder rasch abklingende Beschwerden hervor. Aus diesem Grund bleibt sie häufig über einen längeren Zeitraum unentdeckt.**

Wie Sie wissen, kann eine akute der chronischen Prostatitis vorausgehen. Das ist jedoch nicht unbedingt der Fall. Eine chronische Prostatitis wird in weniger als der Hälfte aller Fälle durch Bakterien hervorgerufen.

Wie kommt es zur chronischen Prostatitis?

Eine chronische Prostataentzündung, die nicht durch Bakterien hervorgerufen wurde, kann verschiedene Ursachen haben. Beispielsweise kann eine Verengung des Blasenhalses oder der Harnröhre, wie sie unter anderem bei der sogenannten Prostatavergrößerung auftreten, Stauungen des Urins verursachen. Gelangt der Harn in die Prostata, kann er dort Entzündungen hervorrufen. In manchen Fällen kommt es auch zu Stauungen des Prostatasekrets in den kleinen Gängen der Prostata, was ebenfalls zur chronischen Entzündung der Vorsteherdrüse führen kann. Eine weitere Ursache sind mechanische Reizungen der Prostata von außen – zum Beispiel drücken manche Fahrradsättel so ungünstig auf die Prostata, daß als Folge häufigen Radfahrens eine Entzündung auftreten kann. Bei diesen Formen der Entzündung kann im Sekret der Vorsteherdrüse zwar Eiter gefunden werden, Krankheitserreger lassen sich jedoch

---

Stauungen des Sekrets der Prostata können die feinen Drüsengänge verstopfen und eine chronische Entzündung der Vorsteherdrüse hervorrufen.

Im Gegensatz zur akuten Prostatitis treten Krankheitssymptome wie Fieber oder Gliederschmerzen bei einer chronischen Entzündung nur selten auf. Die Betroffenen klagen in der Regel jedoch über Unwohlsein und Leistungsverlust.

nicht nachweisen. Eine fatale Rolle spielt zudem das lange Sitzen beim Autofahren und im Büro. Auch das Sitzen in Biergärten oder auf dem Balkon, wenn es sich im Sommer abends abkühlt, ist nicht gut für die Prostata. Der Druck auf die Prostata und die Kälte vermindern die Durchblutung des Organs und führen zu Stauungen. Sexuelle Überreizungen durch übertriebene Manipulationen und unhygienische Praktiken wie ungeschützten Analverkehr kann die Prostata ebenfalls übelnehmen.

Viele unterschiedliche Beschwerden

Bei der chronischen Prostatitis treten – wie Sie sich aufgrund der verschiedenen Ursachen vielleicht vorstellen können – ganz unterschiedliche Symptome auf. Oft verschwinden die Beschwerden auch nach kurzer Zeit wieder, so daß viele Männer nicht zum Arzt gehen. Ein Arztbesuch ist jedoch unbedingt notwendig, da eine chronische Prostatitis auch auf andere Organe (zum Beispiel Samenwege, Blase, Nieren) negative Auswirkungen haben kann. Die chronische Entzündung der Vorsteherdrüse äußert sich oft mit einem schmerzhaften oder nur unangenehmen Gefühl in der Dammregion. Der Schmerz kann auch auf die Hoden und die Leistengegend ausstrahlen. Oft wird dieses Gefühl vom Betroffenen als Kreuzschmerz abgetan.

Manchmal macht sich die chronische Prostatitis auch durch einen weißlichen Ausfluß aus der Harnröhre bemerkbar, in wenigen Fällen ist er durch Blutbeimengung rötlich oder bräunlich verfärbt. Wenn der Urin zu Beginn des Wasserlassens milchig ist und später klar wird, kann dies auf eine Prostatitis hinweisen.

Wenn die Samenwege ebenfalls von der Entzündung betroffen sind, können sich Schmerzen während des Geschlechtsverkehrs einstellen. Es kann zu Potenzstörungen kommen.

> Nicht selten beeinflußt die Prostatitis auch über das vegetative Nervensystem die Psyche – der Patient wird ängstlich, depressiv und hypochondrisch, überbewertet also die Krankheit. Die Folge sind Unlust, Müdigkeit, Nachlassen der Spannkraft und Arbeitsaktivität. Die Partnerin sollte ermunternd und unterstützend eingreifen und nicht durch Mitleid die Probleme verschlimmern.

> Die Entzündung der Samenblasen führt nicht selten zu Blutbeimengungen im Ejakulat, was für den Patienten natürlich erschreckend ist. Eine ärztliche Behandlung ist dringend erforderlich!

Was versteht man unter abakterieller Prostatopathie?

Prostato-pathie

Die abakterielle Prostatopathie äußert sich mit ähnlichen Symptomen wie eine chronische Prostatitis. Allerdings liegt bei der Prostatopathie keine Entzündung vor, das heißt, im Sekret der Vorsteherdrüse lassen sich keine Eitererreger feststellen.

Abakteriell wird diese Erkrankung deshalb genannt, weil sie nicht durch Bakterien hervorgerufen wird. Manchmal wird sie auch als Prostataschmerz, Prostatodynie oder vegetatives Urogenitalsyndrom bezeichnet.

Die auftretenden Beschwerden

Oft wird die Prostatopathie mit einer Prostatitis verwechselt, doch die Vorsteherdrüse ist bei der Prostatopathie nicht entzündet.

Auch bei der Prostatopathie kann es zu Problemen bei der Harnentleerung wie zu Schmerzen beim Wasserlassen oder häufigem Harndrang kommen. Charakteristisch für diese Erkrankung sind außerdem Schmerzen in der Dammregion und der Leistengegend. Hinzu kommen häufig sexuelle Störungen wie ein gering ausgeprägter Sexualtrieb und Schmerzen bei der Erektion und beim Samenerguß. Angst vor dem sexuellen Versagen sowie zum Teil sogar Impotenz können ebenfalls auftreten.

Wenn die Nerven verrückt spielen...

Eine Entzündung der Vorsteherdrüse liegt bei der Prostatopathie, wie Sie wissen, nicht vor. Die Prostata steht über das vegetative Nervensystem – dies sind die Nerven, die sich nicht willentlich steuern lassen – in Beziehung zu den anderen Organen des Körpers. Das vegetative Nervensystem wird, obwohl es nicht dem Willen unterliegt, durch äußere Einflüsse und seelische Zustände beeinflußt. Treten seelische Probleme auf, können diese über das vegetative Nervensystem neben einer allgemeinen Nervosität (Überreizung) auch die Prostata und den gesamten Harntrakt beeinflussen, beispielsweise können infolge von Ängsten oder Streß Prostataschmerzen auftreten. Die Prostata kann durch eine Stauung von Sekret sogar angeschwollen sein.

Bei der Prostatopathie liegen somit vorwiegend seelische Ursachen vor. Allerdings können auch Fehlverhalten (Mißbrauch von Alkohol, übermäßiges Rauchen, falsche Ernährung, mangelnde Bewegung) sowie körperliche Reize wie Abkühlung des Unterleibs oder Überanstrengung die Prostatopathie hervorrufen. Zum Großteil sind von dieser Erkrankung Männer betroffen, die unter körperlicher oder seelischer Überlastung leiden. Aber auch Störungen der Sexualität wie Versagensängste oder Probleme mit dem Partner können die Prostatopathie auslösen.

Seelische Probleme spielen bei der Entstehung der Prostatopathie eine große Rolle.

Erkrankung nicht unterschätzen!

Vielleicht meinen Sie nun, die Prostatopathie sei keine „richtige" Krankheit, weil sie häufig keine feststellbaren körperlichen Ursachen hat. Doch selbstverständlich muß man auch die Prostatopathie ernst nehmen. Schließlich kann sie – wenn die Ursachen nicht behoben werden – ebenfalls sehr unangenehme Beschwerden hervorrufen und sogar zu Impotenz führen, wenn nämlich die Erektion oder der Samenerguß Schmerzen bereitet. Eine ärztliche Behandlung ist deshalb in jedem Fall notwendig.

Auch wenn keine Entzündung vorliegt, gehört die Prostatopathie in ärztliche Behandlung!

Die sogenannte Altersprostata

Prostatavergrößerung — Die Altersprostata hat viele Namen. Sie wird als Prostatavergrößerung, als benigne Prostatahyperplasie (BPH), als Prostataadenom sowie als Prostatahypertrophie bezeichnet.

Wenn man es genau nimmt, sind all diese Begriffe falsch, denn nicht die Prostata beginnt sich mit zunehmendem Alter zu vergrößern, sondern es handelt sich um bestimmte Drüsen zwischen Harnröhre und Prostata, die im Alter wachsen.

Die Entstehung der Altersprostata

Nicht die Vorsteherdrüse ist es, die sich bei der Altersprostata vergrößert, sondern Drüsen, die zwischen der Harnröhre und der Prostata liegen.

Die Drüsen, die bei vielen Männern bereits zwischen dem 40. und 50. Lebensjahr zu wachsen beginnen, nennt man paraurethrale Drüsen. Sie liegen in dem Abschnitt der hinteren Harnröhre, den die Vorsteherdrüse umgibt. Die Drüsen wuchern und bilden Knötchen, die sich schließlich zu einer größeren Geschwulst ausbreiten. Wenn Sie hier die Worte Knötchen und Geschwulst lesen, haben Sie keine Angst! Um bösartige Wucherungen, also um Krebs, handelt es sich bei der Altersprostata nicht.

Die Drüsengeschwülste dehnen sich immer weiter aus. Es ist logisch, daß dadurch anderes Gewebe verdrängt wird. Das ist in diesem Fall das Prostatagewebe. Es wird immer weiter nach außen verdrängt, so daß zum Schluß das Prostatagewebe so weit zusammengedrückt ist, daß die Prostata nur noch einer dünnen Schale ähnelt. Stellen Sie sich die Prostatageschwulst und das verdrängte Prostatagewebe wie eine Orange vor: Das Innere der Orange – also das Fruchtfleisch – ist im übertragenen Sinne die Drüsengeschwulst; das Äußere – die Schale – stellt die Prostata dar.

Auch die Harnröhre wird von der sie umgebenden Wucherung zusammengedrückt, so daß sie im Bereich der Geschwulst enger ist als sonst.

Häufigste Männererkrankung im Alter

Die meisten Männer sind mit zunehmendem Alter von der Prostatavergrößerung betroffen. Bei den über 60jährigen zeigen sich bei etwa 80% der Männer Anzeichen einer Altersprostata, die nicht immer Beschwerden hervorrufen muß. Wegen der gestiegenen Lebenserwartung ist die Erkrankung heute häufiger als früher.

Bei der Altersprostata verdrängt die Drüsengeschwulst nach und nach das gesunde Prostatagewebe und engt die Öffnung der Harnröhre ein. Außerdem ziehen sich durch den Reiz die Muskeln und elastischen Fasern der Prostata zusammen.

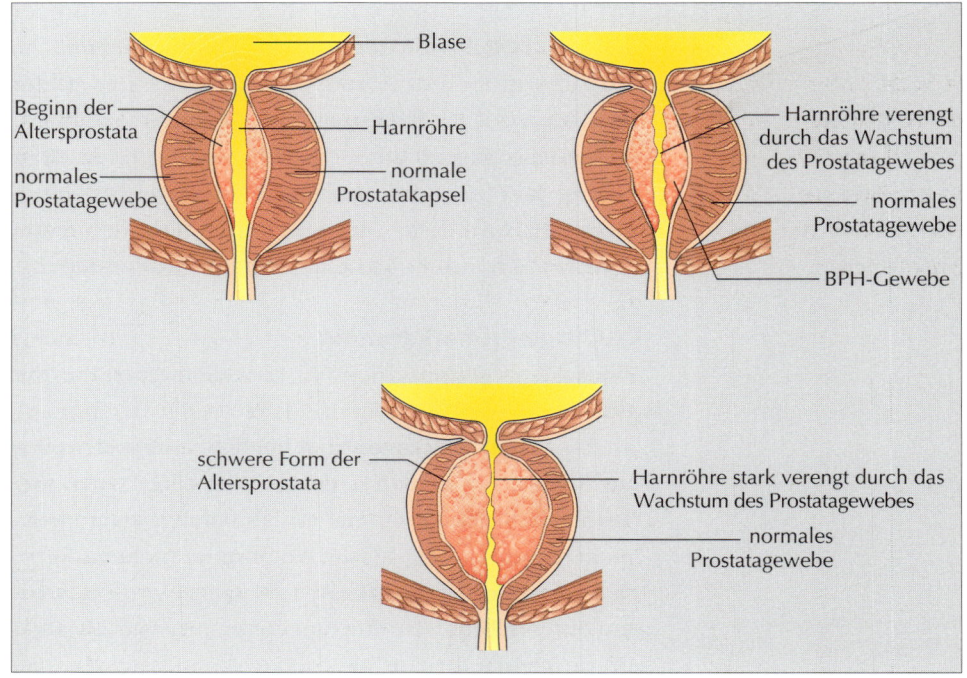

Auf der Suche nach den Ursachen

Leider ist bislang noch nicht vollständig geklärt, warum sich die Altersprostata entwickelt. Es wird jedoch davon ausgegangen, daß die Altersprostata auf altersbedingten hormonellen Veränderungen beruht.

Manche Mediziner führen die Entstehung der Altersprostata auf das geänderte Verhältnis von männlichen und weiblichen Sexualhormonen im männlichen Körper zurück. Der männliche Organismus stellt nämlich auch eine gewisse Menge weiblicher Sexualhormone her. Mit fortschreitenden Lebensjahren geht die Produktion männlicher Sexualhormone ein wenig zurück, so daß die weiblichen Hormone einen größeren Einfluß gewinnen.

Dies – so glauben einige Forscher – ist der Grund für die Wucherung des Drüsengewebes, das von der Prostata umschlossen wird. Andere hingegen sind der Ansicht, die Altersprostata werde durch das männliche Sexualhormon Testosteron verursacht, weil es in der Prostata zu Dihydrotestosteron umgewandelt wird. Gesichert ist jedoch keine dieser beiden Theorien, denn bislang läßt sich die gutartige Prostatavergrößerung nicht mit Hormonen oder aber durch eine Hemmung der Hormonproduktion behandeln oder verhindern.

Die Ursachen für eine Altersprostata sind bislang noch nicht vollständig bekannt.

Wichtige Früherkennung

Jeder Mann jenseits des 40. Lebensjahres sollte auf gewisse Symptome achten, die auf eine beginnende Altersprostata hindeuten und gegebenenfalls den Arzt aufsuchen. Ab dem 45. Lebensjahr sollte auch bei Beschwerdefreiheit einmal im Jahr die Prostata untersucht werden – bei diesen Vorsorgeuntersuchungen, die von den Krankenkassen bezahlt werden, wird sowohl auf Hinweise für eine Altersprostata als auch auf Anzeichen für eine Krebserkrankung geachtet. Eine

Altersprostata im Frühstadium läßt sich immer leichter behandeln als eine fortgeschrittene Erkrankung.

Erste Hinweise auf eine beginnende Prostatavergrößerung

Die ersten Anzeichen für eine Altersprostata sind Probleme beim Wasserlassen. Oft beginnt die Harnentleerung erst mit einer Verzögerung: Der Harnstrahl läßt manchmal wenige Sekunden, manchmal etwas länger auf sich warten. Dies bezeichnet man mit dem medizinischen Begriff auch als verzögerte Miktion. In einigen Fällen wird der Harnstrahl beim Wasserlassen sogar unterbrochen, und es dauert einige Zeit, bis der restliche Urin ausgeschieden wird.

Ein weiterer Hinweis auf eine beginnende Prostataerkrankung ist das mehrmalige Wasserlassen in der Nacht, auch Nykturie genannt. Der Betroffene wacht etwa ein- bis dreimal aufgrund des Harndrangs auf, was sehr lästig sein kann.

Wie Sie sich vorstellen können, sind dies alles Hinweise auf eine Altersprostata, die man leicht übersehen kann. Schmerzen bereitet weder das nächtliche Wasserlassen noch die Verzögerung des Harnstrahls. Die veränderte Harnentleerung wird ab einem gewissen Zeitpunkt von den Betroffenen als ganz normal empfunden – sie erinnern sich gar nicht mehr daran, wie es vorher war. Viele Männer sind der Ansicht, daß dies keine so gravierenden Probleme sind, daß der Arzt aufgesucht werden muß. Einigen ist es peinlich, mit ihrem Arzt darüber zu sprechen. Doch selbstverständlich sollten Sie zu Ihrem Arzt gehen – denn sonst hat die Altersprostata die Chance, weiter zu wachsen. Denken Sie zudem daran, daß neben der Altersprostata auch eine Krebserkrankung vorliegen kann, die unbedingt der Behandlung bedarf.

Bitte gehen Sie bei Verdacht auf eine Altersprostata rasch zum Arzt! Die Wucherung ist zwar gutartig, aber die Folgen können gefährlich werden. Außerdem wird bei etwa zehn Prozent aller Prostatavergrößerungen zugleich eine Krebserkrankung entdeckt.

Verlauf und Folgen der Prostatavergrößerung

Krankheitsstadien Verzögertes und vermehrtes nächtliches Wasserlassen sind für das erste Stadium – das sogenannte Reizstadium – der Altersprostata charakteristisch. **Die Schwierigkeiten bei der Blasenentleerung entstehen, weil die Prostatageschwulst die Harnröhre verengt, so daß der Urin nur unter Anstrengungen ausgeschieden werden kann.**

In diesem Stadium kommt es bei manchen Männern nachts auch zu Erektionen. Diese sind jedoch nicht immer mit Lustgefühlen verbunden. Sie können sehr unangenehm werden und zu Schlafstörungen führen.

Das Problem des Restharns

Die Entleerung der Blase erfolgt durch das Zusammenziehen der Blasenmuskulatur und das Öffnen der Schließmuskeln. Während des ersten Stadiums der Altersprostata kann die Blase trotz erschwerten Wasserlassens noch vollständig entleert werden. Die Blasenmuskulatur wird bereits in diesem Stadium stärker als normal beansprucht, da es aufgrund der Verengung der Harnröhre schwieriger wird, den Urin auszuscheiden – sie muß sich stärker zusammenziehen, damit der Urin die Harnröhrenverengung überwindet. Die überforderte Blasenmuskulatur verdickt und verformt sich durch die dauerhafte Überbeanspruchung nach und nach. Nach einer gewissen Zeit – wenn die Harnröhre durch die

Der Blasenmuskel wächst und verdickt sich nach längerem Bestehen der Altersprostata, weil er sich stärker als normal zusammenziehen muß, damit der Urin ausgeschieden werden kann. Einige der übermäßig verdickten Muskelstränge ragen nach einer Weile in das Blaseninnere hinein.

Prostatageschwulst noch weiter verengt wird – gelingt es dem Blasenmuskel nicht mehr, den gesamten Urin auszuscheiden. Es bleibt immer ein wenig Harn in der Blase zurück. Dies bezeichnet man als Restharn. Die Blasenmuskulatur ist zudem aufgrund der Dauerbelastung überdehnt und hat ihre Fähigkeit verloren, den gesamten Urin aus der Blase zu pressen.

Symptome des zweiten Stadiums

Die Harnentleerung fällt in diesem Stadium immer schwerer – manchmal kommt es gar zur Harnverhaltung. Dies sollte in jedem Fall ein Alarmsignal für den Betroffenen sein, auch wenn sich das Problem nach kurzer Zeit von selbst lösen sollte. Gehen Sie mit Anzeichen einer Harnverhaltung in jedem Fall zum Arzt, denn wenn der Urin nicht mehr ausgeschieden wird, kann es zum lebensgefährlichen Rückstau des Harns kommen!

Die meisten Männer klagen im zweiten Stadium der Altersprostata, in dem es zur Restharnbildung kommt, über noch häufigeren, oft plötzlichen und zwanghaften Harndrang. Das ist verständlich, denn die Blase ist selbst nach dem Wasserlassen nicht vollständig entleert.

Sehr häufiger Harndrang ist oft ein Indiz für das Vorliegen einer Altersprostata.

Das letzte Stadium der Altersprostata

Im letzten Stadium der Altersprostata ist die Harnröhre durch die Prostatageschwulst sehr stark verengt, und die Vorsteherdrüse besteht nur noch aus der sie umgebenden, plattgedrückten Kapsel. Die Blase füllt sich aufgrund des Ablaufhindernisses mehr und mehr mit Urin – sie kann zwei bis drei Liter Harn enthalten. Ihre Muskulatur ist inzwischen so überdehnt, daß sie ihre Fähigkeit zur Kontraktion fast verloren hat. Unter Harndrang leiden die meisten Betroffenen nicht mehr, denn die Nerven in der Blase, die signalisieren, daß die Blase voll ist, haben sich an die dauerhafte Füllung gewöhnt.

Im letzten Stadium der Altersprostata geht das Gefühl für die Füllung der Blase verloren. Daher macht sich selbst dann kein Harndrang mehr bemerkbar, wenn die Blase so prall gefüllt ist, daß man sie von außen leicht ertasten kann.

Gefährlicher Restharn

Der Restharn, der im zweiten Stadium der Altersprostata in der Blase zurückbleibt, ist eine ideale Brutstätte für Krankheitserreger, die in die Blase gelangen. Sie vermehren sich rasch und können zunächst eine Infektion der Blase und der Harnwege hervorrufen. Diese Entzündung macht sich vor allem durch Brennen beim Wasserlassen bemerkbar. Meist bleibt die Entzündung jedoch nicht auf die Blase beschränkt: Die Keime wandern durch die Harnleiter zu den Nieren und können dort eine Nierenbecken- und sogar eine Nierenentzündung verursachen, bei der das Nierengewebe stark geschädigt wird. Es schrumpft und kann seinen Aufgaben nicht mehr nachkommen. Infolgedessen kann es zu Nierenversagen kommen. Bemerkbar machen sich Nierenbecken- und Nierenentzündung durch starke Schmerzen im Rücken in Nierenhöhe, Fieber und Mattigkeit. Manchmal befindet sich auch Blut im Harn – der Urin wirkt leicht bräunlich. Falls die oben genannten Beschwerden auftauchen sollten, muß selbstverständlich ein Arzt aufgesucht werden, denn eine Nierenentzündung kann lebensgefährliche Folgen haben.

Im Restharn können sich außerdem auch Blasensteine bilden, die Verletzungen in Blase und Harnröhre hervorrufen können, was ebenfalls schmerzhaft sein kann. Oft ist im Urin bei Blasensteinen Blut zu finden.

Bereits in geringen Mengen Restharn vermehren sich Bakterien, die schwerwiegende Entzündungen der Blase und der Nieren hervorrufen können.

Inkontinenz und Harnvergiftung

Sie wissen ja, daß die Blase im Endstadium der Altersprostata prall gefüllt mit Urin ist, weil sie die Fähigkeit verloren hat, durch Kontraktion den Harn durch die Harnröhre nach außen zu pressen. Der Urin in der Blase drückt nun natürlich auf den inneren Schließmuskel. Dieser Druck ist so groß, daß der Schließmuskel sich öffnet, Harn in die Harnröhre läuft und auf den äußeren

Schließmuskel im Beckenboden drückt. Auch dieser ist dem Druck nicht gewachsen. Deswegen tropft nun ständig Urin aus der Harnröhre nach außen. Man bezeichnet diese Form der Blasenschwäche als Überlaufinkontinenz.

In manchen Fällen ist die Harnröhre jedoch so stark verengt, daß der Harn kaum noch ablaufen kann. Nun staut sich der Urin bis zu den Nieren zurück, wodurch die Nieren geschädigt werden. Es ist selbstverständlich, daß bei einem Rückstau des Urins nur der Mediziner helfen kann.

Sind die Nieren durch einen Rückstau des Harns oder durch eine Nierenentzündung (zum Beispiel durch Restharnbildung) stark geschädigt, können sie ihre Aufgabe, das Blut von Stoffwechselabbauprodukten und Giftstoffen zu befreien, nicht mehr richtig wahrnehmen. Diese Stoffe werden normalerweise mit dem Harn ausgeschieden. Ist dies nicht der Fall, kommt es zur Ansammlung dieser Substanzen im Körper und zu seiner allmählichen Vergiftung. Am Ende dieser Harnvergiftung oder Urämie steht der Tod.

Bemerkbar macht sich die Urämie unter anderem durch Blutarmut, hohen Blutdruck, Mattigkeit, Übelkeit, Erbrechen, Krämpfe und geistige Verwirrung. Dies führte früher durch Fehlbeurteilung der Krankheit zum Einweisen der Patienten in eine psychiatrische Anstalt. Bitte gehen Sie in jedem Fall beim kleinsten Indiz von Nierenerkrankungen zum Arzt!

Was sind Blasendivertikel?

Da die Blasenmuskulatur durch die erschwerte Harnentleerung überbeansprucht ist, kann es an besonders anfälligen Stellen der Blasenwand zu kleinen Brüchen kommen. Die Blasenwand stülpt sich an diesen Stellen aus. Diese Ausstülpungen werden Divertikel genannt.

Eine weitere sehr unangenehme Folge der Altersprostata ist ständiges, unkontrollierbares Harnträufeln aus der Harnröhre.

Auch Blasendivertikel bedürfen der Behandlung, da sich in ihnen Restharn sammeln kann, der Krankheitserregern eine ideale Umgebung zur Vermehrung bietet und den Harnabfluß aus der Blase verhindert.

Wie macht sich Prostatakrebs bemerkbar?

Prostatakarzinom Die gefürchtetste Erkrankung der Vorsteherdrüse ist der Prostatakrebs. Leider ist das Prostatakarzinom die zweithäufigste Form der Krebserkrankung bei Männern. Wird es rechtzeitig erkannt, bestehen dennoch gute Chancen auf Heilung.

In Deutschland werden jährlich ungefähr 20 000 neue Fälle von Prostatakrebs entdeckt.

Da das Prostatakarzinom im Frühstadium nur selten Beschwerden verursacht, ist es um so wichtiger, ab dem 45. Lebensjahr regelmäßig einmal im Jahr zur Vorsorgeuntersuchung zu gehen. Nur dadurch kann gewährleistet werden, daß Krebs der Vorsteherdrüse frühzeitig erkannt wird. Bislang nehmen in Deutschland leider nur etwa zehn Prozent aller Männer in diesem Alter an Vorsorgeuntersuchungen teil. Nutzen Sie in jedem Fall die Gelegenheit zur Früherkennung – die Untersuchung ist schmerzlos und kann Ihr Leben retten!

Die verschiedenen Stadien des Prostatakarzinoms

Vermutet wird, daß sich bei etwa jedem vierten bis fünften Mann über 50 Jahre Krebszellen in der Prostata finden lassen. Doch nicht alle diese Männer erkranken an Prostatakrebs. Bei vielen bleiben diese sogenannten Krebsnester bis zum Ende ihres Lebens inaktiv, das heißt, die Krebszellen vermehren sich nicht, so daß auch keine Krebsgeschwulst entsteht. Warum bei manchen Männern die Krankheit ausbricht und bei anderen

Wie kommt es zu Prostataerkrankungen?

nicht, ist bis heute noch nicht geklärt. In diesen Fällen spricht man von einer schlummernden oder latenten Krebserkrankung.

Die eigentliche Krebserkrankung hingegen unterteilt man in vier Stadien:

- Stadium T1: Es liegt eine kleine, begrenzte Geschwulst meist am Rand der Prostata vor.
- Stadium T2: Der Krebsknoten liegt noch in der Kapsel, ist aber bereits vergrößert und kann Beschwerden hervorrufen.
- Stadium T3: Der Tumor hat sich über die Grenzen der Prostata hinweg ausgebreitet und kann auch die Samenbläschen befallen.
- Stadium T4: Die Nachbarorgane sind von Krebs befallen, Tochtergeschwülste haben sich gebildet.

Die Abbildung zeigt die verschiedenen Stadien des Prostatakrebses. Die besten Aussichten auf Heilung bestehen, wenn das Karzinom in Stadium T1 oder Stadium T2 entdeckt wird.

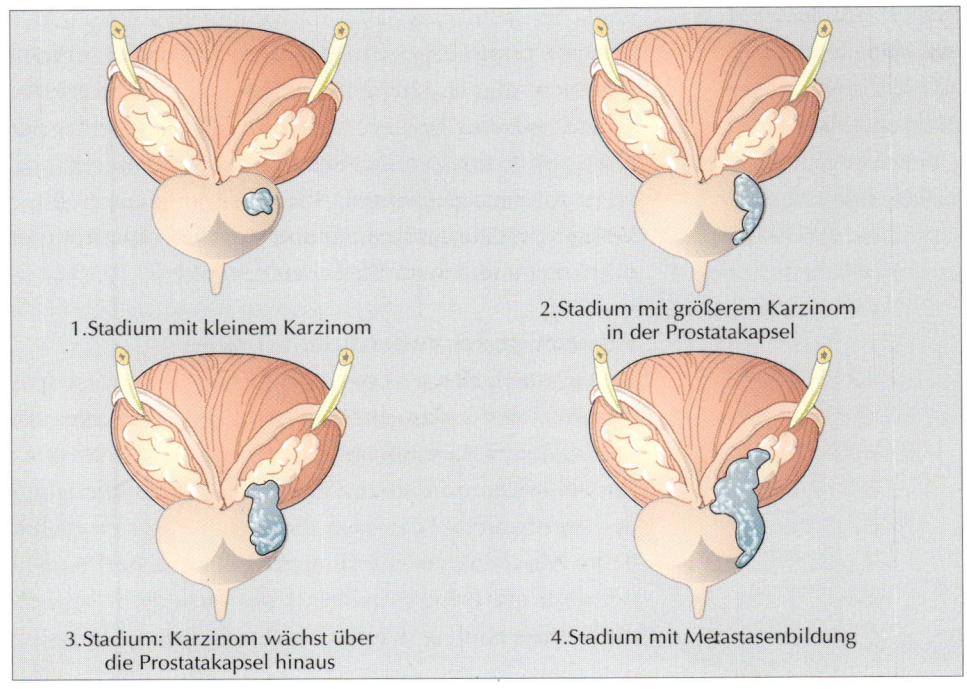

1. Stadium mit kleinem Karzinom
2. Stadium mit größerem Karzinom in der Prostatakapsel
3. Stadium: Karzinom wächst über die Prostatakapsel hinaus
4. Stadium mit Metastasenbildung

Ursachen des Prostatakrebses

Krebszellen sind Körperzellen, die ihre genetisch vorbestimmte Aufgabe nicht mehr erfüllen – sie vermehren sich schneller als andere Zellen, zerstören und verdrängen gesunde Körperzellen. Die Gründe, warum Zellen der Vorsteherdrüse krebsig entarten, sind bislang weitgehend unbekannt. Es gibt jedoch einige Annahmen, welche Faktoren Prostatakrebs begünstigen.

Beispielsweise ist das Erkrankungsrisiko bei den Männern größer, in deren Familien bereits Fälle von Prostatakrebs aufgetreten sind. Auch eine fettreiche Ernährung scheint zur Entstehung eines Prostatakarzinoms beizutragen. Außerdem geht man davon aus, daß das Sexualhormon Testosteron eine Rolle bei der Krebsentstehung und -entwicklung spielt, denn bösartige Geschwülste treten nur bei geschlechtsreifen Männern auf. Die alleinige Ursache kann jedoch nicht in der Testosteronproduktion liegen, denn schließlich erkranken nicht alle geschlechtsreifen Männer an Krebs der Vorsteherdrüse. Weitere Faktoren, die an der Entstehung von Krebs beteiligt sind, sind allgemein bekannt. Dazu zählen zum Beispiel Rauchen und starker Alkoholkonsum, übermäßiger Genuß von Bohnenkaffee und die Aufnahme von zuviel tierischen Fetten.

Eine Krebserkrankung entsteht, wenn entartete Zellen vom körpereigenen Abwehrsystem nicht entdeckt und ausgeschaltet werden und sich rasch vermehren. Dabei zerstört die wachsende Geschwulst gesundes Körpergewebe.

Schleichender Verlauf der Erkrankung

Leider wird der Krebs der Vorsteherdrüse oft erst spät erkannt, weil er zunächst meist keine größeren Beschwerden verursacht. Im Anfangsstadium kommt es nur selten durch die Geschwulst zu einer Verengung der Harnröhre, so daß keine Symptome wie Probleme beim Wasserlassen auftreten. Erst im zweiten Krankheitsstadium kann es zu erschwertem oder verzögertem Wasserlassen, häufigem Harndrang oder sogar völliger Harnverhaltung kommen. Oft werden diese

Beschwerden von den Betroffenen jedoch nicht wahrgenommen oder ignoriert. In seltenen Fällen treten Kreuzschmerzen auf, die aber oft mit dem Ischiasschmerz verwechselt werden. Blutbeimengungen im Urin oder Sperma können ebenfalls auf eine Krebserkrankung der Prostata hinweisen.

Kreuzschmerzen oder Blut im Urin deuten jedoch meist schon auf eine fortgeschrittene Erkrankung mit der Bildung von Tochtergeschwülsten (Metastasen) in den Knochen oder der Blase hin. Bei all den eben genannten Beschwerden sollten Sie in jedem Fall zur Abklärung der Ursache den Arzt aufsuchen!

Von einer Metastasenbildung beim Prostatakrebs sind in der Regel zunächst die Nachbarorgane wie Harnblase und Samenbläschen, aber auch Lymphknoten und Knochen betroffen.

In welchem Alter kommt es zu Prostatakrebs?

Nur selten kommt es bereits vor dem 50. Lebensjahr zu Krebs der Vorsteherdrüse – danach wächst das Risiko, an dieser Krebsart zu erkranken. Die meisten Fälle von Prostatakrebs treten jedoch erst nach dem 65. Lebensjahr auf – man geht sogar davon aus, daß nach dem 70. Lebensjahr bei jedem zweiten Mann Krebszellen zu finden sind. Dies heißt jedoch nicht, daß die Krankheit sofort ausbrechen muß. Auch wenn bereits ein Karzinom besteht, bedeutet es nicht, daß der Erkrankte an Prostatakrebs sterben muß, denn oft entwickelt sich der Krebs nur langsam. Besonders in hohem Alter ist es wahrscheinlicher, daß der Betroffene zuvor an einer anderen Krankheit stirbt, ohne jemals Beschwerden zu bekommen, die auf den Prostatakrebs zurückzuführen sind. Dennoch sollte sich jeder Erkrankte, bei dem Prostatakrebs festgestellt wird, behandeln lassen, soweit es sein körperlicher Zustand zuläßt.

Tritt Prostatakrebs vor oder kurz nach dem 50. Lebensjahr auf, handelt es sich meist um eine rasch fortschreitende Erkrankung. Eine Behandlung ist unbedingt notwendig.

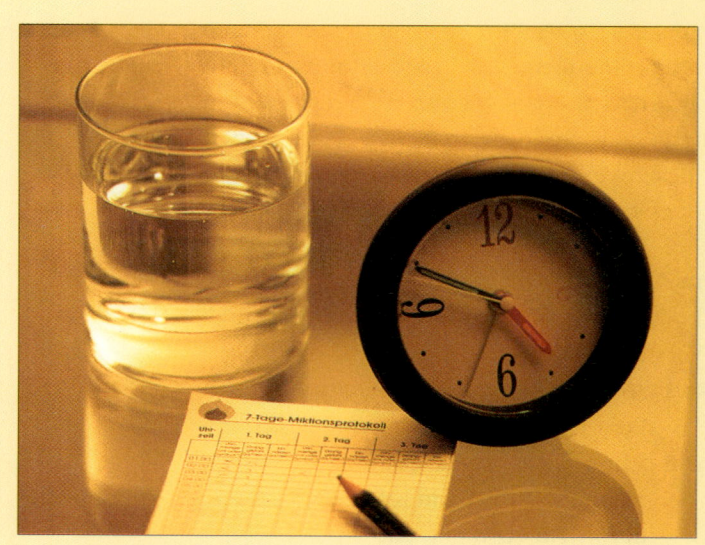

Wie werden Prostataleiden behandelt?

Viele Männer scheuen sich, mit einer Prostataerkrankung zum Arzt zu gehen, da sie nicht wissen, was auf sie zukommt, oder Schauergeschichten über Untersuchung und Behandlung gehört haben. Im folgenden Kapitel erhalten Sie Informationen über Arztbesuch und Therapie, die Ihnen hoffentlich die Furcht nehmen.

- Krankengeschichte 42
- Blutuntersuchung 44
- Urinuntersuchung 46
- Tastuntersuchung 48
- Genauere Untersuchung 50
- Prostataentzündung 54
- Prostatopathie 58
- Altersprostata Medikamente 60
- Physiotherapie und Katheter 62
- Operation – ja oder nein? 64
- Elektroresektion 66
- Offene Operation 68
- Instrumentelle Behandlung 70
- Folgen der Behandlung 72
- Prostatakrebsoperationen 74
- Weitere Krebsbehandlung 78
- Testosteronblockade 80
- Risiken der Behandlung 82

Besonders wichtig: das Gespräch mit dem Arzt

Krankengeschichte Gerade bei so einem heiklen Thema wie Prostataerkrankungen ist ein ausführliches Gespräch mit dem Arzt wichtig, damit er Sie genau über die Therapiemethoden und die möglichen Risiken unterrichten kann.

Vermutlich werden Sie mit Ihren Beschwerden zunächst Ihren Hausarzt aufsuchen. Oft kann dieser jedoch nur eine Voruntersuchung machen, und er wird Sie wahrscheinlich an einen Facharzt, in diesem Fall einen Urologen, überweisen, der über die notwendigen Spezialkenntnisse und Geräte für Ihre Untersuchung verfügt.

Seien Sie offen!

Teilen Sie Ihrem Arzt detailliert mit, unter welchen Problemen Sie leiden. Wenn Sie beispielsweise Schwierigkeiten beim Wasserlassen haben oder wenn unwillkürlich Urin abgeht, verschweigen Sie dies dem Arzt nicht aus Scham oder Angst. Es ist notwendig, daß Sie genau sagen, was Ihnen fehlt, damit Ihr Arzt sich vor der eigentlichen Untersuchung schon ein ungefähres Bild machen kann. Denken Sie immer daran: Sie sind nicht der einzige, der mit diesen Beschwerden in die Praxis des Arztes geht. Ein Großteil der Patienten, die einen Urologen aufsuchen, leidet unter Problemen mit der Prostata. Diese Menschen haben ähnliche Schwierigkeiten wie Sie.

Schämen müssen Sie sich für Ihre Beschwerden nicht! Schließlich gibt es viele andere Männer, die ebenfalls mit Prostatabeschwerden zum Arzt gehen!

Bitte geben Sie auch Auskunft, falls Sie unter Potenzproblemen leiden oder Schmerzen beim Geschlechtsverkehr auftreten. Sie brauchen schließlich keine Angst zu haben, daß Ihre Schwierigkeiten an die Öffentlichkeit dringen, denn Ihr Arzt ist verpflichtet, über Ihre Erkrankung zu schweigen. Außerdem sind diese Informationen ebenfalls wichtig für Untersuchung und Behandlung.

Vermutlich wird Ihr Arzt Sie auch fragen, ob in Ihrer Familie bereits Fälle von Prostatakrebs aufgetreten sind. Ihr Arzt will mit dieser Routinefrage Ihr persönliches Risiko für Prostatakrebs besser einschätzen.

Ihr Arzt wird Ihnen womöglich auch die Frage nach weiteren Erkrankungen stellen. Dadurch kann er einschätzen, welche Behandlung für Sie in Frage kommt.

Scheuen Sie sich nicht vor Fragen!

Selbstverständlich sollten Sie Ihrem Arzt ebenfalls Fragen zu Ihrer Erkrankung stellen, wenn Sie etwas nicht verstehen oder über einen bestimmten Sachverhalt zusätzliche Informationen benötigen. Bitten Sie ihn ruhig auch darum, Ihnen bei der Untersuchung zu erklären, was er macht. Es ist immer angenehmer, wenn man darüber informiert wird, was bei einer Untersuchung und Behandlung geschieht. Durch Fragen vermeiden Sie zudem unnötige Sorgen und Ängste – schließlich könnten Sie die Informationen, die Ihnen Ihr Arzt gibt, falsch deuten, wenn Sie nicht verstehen, was er Ihnen mitteilt.

Bitten Sie Ihren Arzt, Sie ebenfalls über mögliche Folgen einer Behandlung aufzuklären. Vor Operationen wird dies im allgemeinen getan, doch auch hier gilt: Fragen Sie, falls Sie etwas nicht verstanden haben oder Näheres über die Therapie wissen möchten.

Sie brauchen auch keine Angst zu haben, daß Sie Ihren Arzt mit Ihren Fragen belästigen. Im Gegenteil: Ein aufgeklärter Patient ist in der Regel ein verständnisvollerer Patient!

Was Blutuntersuchungen verraten

Blutuntersuchung **Bei Verdacht auf eine Prostataerkrankung kann eine Untersuchung des Bluts notwendig sein. Mit dieser Untersuchung soll hauptsächlich festgestellt werden, ob es im Körper einen Entzündungsherd gibt oder ob die Nieren von der Prostataerkrankung in Mitleidenschaft gezogen sind.**

Im Blut läßt sich jedoch auch ein bestimmtes Eiweiß (Protein) nachweisen, das nur von den Zellen der Prostata hergestellt wird. Es nennt sich prostataspezifisches Antigen, abgekürzt PSA. Je höher der Wert dieses Stoffs im Blut ist, um so größer ist die Wahrscheinlichkeit, daß ein Prostatakarzinom besteht.

Feststellung von Entzündungen und Nierenerkrankungen

Bei der Prostatitis sind mehr weiße Blutkörperchen als sonst im Blut zu finden, denn diese bekämpfen als „Polizei des Körpers" die Entzündung.

Bei einer Entzündung der Vorsteherdrüse ist in der Regel die Zahl der weißen Blutkörperchen (Leukozyten) im Blut erhöht. Doch dies genügt noch nicht, um eine Prostatitis mit Sicherheit feststellen zu können, schließlich kann im Körper auch ein weiterer Entzündungsherd vorliegen.

Wie Sie wissen, können bei einer Erkrankung der Prostata auch die Nieren in Mitleidenschaft gezogen worden sein. Die Nieren filtern im gesunden Zustand für den Organismus schädliche Stoffe aus dem Blut. Dazu gehören unter anderem Harnstoff und Harnsäure. Reichern sich diese Stoffe im Blut an, deutet dies auf eine verringerte Nierenfunktion hin. Vor allem die Menge einer Substanz namens Kreatinin im Blut gibt darüber Aufschluß. Enthalten 100 Milliliter Blut mehr als 1,1 Milligramm Kreatinin deutet dies darauf hin, daß die Nierenfunktion gestört ist.

Tumormarker PSA

Das prostataspezifische Antigen ist ein Protein, das andere Eiweiße im Ejakulat abbaut, damit die Samenzellen beweglicher werden. Normalerweise ist die PSA-Konzentration im Blut recht niedrig, liegen hingegen hohe Konzentrationen vor, deutet dies verstärkt auf Prostatakrebs hin, weshalb man PSA auch als sogenannten Tumormarker bezeichnet. Das Eiweiß „markiert" sozusagen ein Karzinom. Während in den USA der PSA-Wert recht häufig gemessen wird, ist dies in Deutschland noch nicht der Fall – bei der Krebsvorsorgeuntersuchung der Prostata ist die Messung des PSA-Werts nicht vorgesehen.

Zwar ist unumstritten, daß die Erhebung des PSA-Werts ein hilfreiches Mittel zur Entdeckung von Prostatakarzinomen ist, doch ein erhöhter PSA-Wert allein – ohne zusätzliche Untersuchungen – kann noch keine Auskunft darüber geben, ob ein Patient wirklich unter Prostatakrebs leidet. Erhöhte PSA-Konzentrationen im Blut können nämlich auch bei der Altersprostata und der Prostatitis vorliegen. Genauso liegt bei manchen Männern, die an Prostatakrebs erkrankt sind, der PSA-Wert im normalen Bereich. Falls bei Ihnen die PSA-Konzentration höher sein sollte als normal, machen Sie sich daher noch keine unnötigen Sorgen, daß Sie Krebs haben könnten, sondern warten Sie die Ergebnisse weiterer Untersuchungen ab. Durch den Test kann zudem nicht festgestellt werden, ob es sich um eine schlummernde oder ausgebrochene Krebserkrankung handelt.

Ob es sinnvoll ist, einen regelmäßigen Test auf prostataspezifisches Antigen im Blut durchzuführen, darüber sind sich die Mediziner noch nicht einig. Zwar können mit diesem Test auch bislang unentdeckte Prostatakarzinome entdeckt werden, doch vermuten einige, daß viele Männer einer Gefährdung durch eine Operation ausgesetzt würden, die mit dem Krebs bis zu ihrem aus anderen Gründen eingetretenen Tod beschwerdefrei leben könnten.

Wann werden Urintests durchgeführt?

Urinuntersuchung
Natürlich werden bei einer Entzündung der Prostata – wie Sie sich vorstellen können – Urinuntersuchungen durchgeführt, um möglicherweise vorhandene Krankheitserreger festzustellen. Aber auch bei der Altersprostata sind Harntests an der Tagesordnung.

Bei Verdacht auf eine Besiedlung des Harntrakts und der Prostata mit Krankheitskeimen wird in der Regel die sogenannte Dreigläserprobe durchgeführt.

Die Dreigläserprobe

Mit Urintests stellt man unter anderem fest, ob sich im Harn Krankheitserreger befinden und welche dies sind.

Bei diesem Urintest ist Ihre aktive Mithilfe gefragt. Der Arzt wird Sie bitten, eine kleine Menge des ersten Urins, der aus der Harnröhre austritt, in ein Glas abzugeben. Von dem noch in der Blase verbliebenen Harn müssen Sie nun eine größere Menge in ein zweites Glas füllen. Vermutlich wird Ihr Arzt Sie bitten, noch ein wenig Harn in der Blase zu belassen. Der Arzt wird dann einen Finger in den Enddarm führen und die Prostata etwas ausdrücken, damit ein wenig Prostatasekret in die Harnröhre gelangt. Dieses sogenannte Exprimat scheiden Sie dann mit dem letzten Harnstrahl in ein weiteres Glas aus. Das Ausdrücken der Prostata kann ein wenig unangenehm sein, ist aber notwendig, um eine Entzündung festzustellen.

Anschließend werden die einzelnen Proben auf Krankheitskeime untersucht. Finden sich im ersten Glas Erreger, ist davon auszugehen, daß eine Entzündung der

Wie werden Prostataleiden behandelt?

Harnröhre vorliegt. Werden vor allem im zweiten Glas Keime entdeckt, stammen Sie aus der Blase, den Harnleitern oder sogar den Nieren. Keime im dritten Glas deuten auf eine Prostatitis hin. Wird Eiter entdeckt, aber nur wenige Keime, kann eine chronische Prostatitis vorliegen. Zugleich wird die Art der Krankheitserreger bestimmt, um eine Behandlung einzuleiten. Außerdem wird darauf geachtet, ob sich bestimmte Stoffe in größeren Mengen im Harn befinden, die normalerweise nur in kleinen Mengen im Urin vorhanden sind. Dies kann auf eine Beeinträchtigung der Nieren hindeuten.

Die Uroflowmetrie

Mit der Uroflowmetrie oder Harnabflußmessung wird festgestellt, wie stark zum Beispiel bei einer Altersprostata die Harnröhre bereits verengt ist. Für den Patienten ist diese Untersuchung absolut schmerzlos – er uriniert in eine Spezialtoilette, die die Menge des abgegebenen Harns mißt und die Harnentleerung als Kurve aufzeichnet. Bei einer normalen Harnentleerung steigt die Kurve zunächst steil an, das heißt, es wird immer mehr Urin abgegeben, um dann rasch abzufallen, weil der Harnstrahl schnell versiegt.

Die Abbildung zeigt die Ergebnisse einer Uroflowmetrie, einer Harnabflußmessung, in Form einer Kurve. Mit der Kurve wird angezeigt, wieviel Harn zu welchem Zeitpunkt abgegeben wird. Die erste Kurve links oben zeigt eine normale Harnentleerung, die zweite Kurve, bei der der Urin über einen längeren Zeitraum in etwa der gleichen Menge abgegeben wird, deutet auf eine Altersprostata hin. Die dritte Kurve weist auf eine Verengung der Harnröhre hin, während bei der letzten Kurve die Koordination von Blasen- und Schließmuskel nicht funktioniert. Der Harnstrahl wird zwischendurch immer wieder dünner.

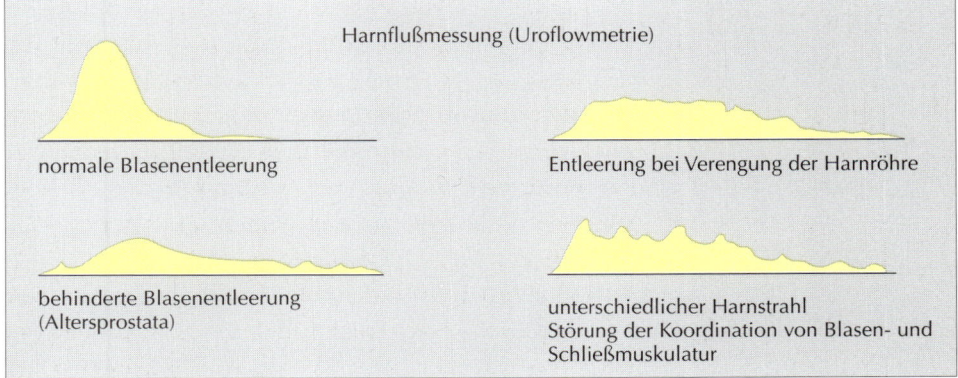

Die Rektaluntersuchung – nicht so schlimm wie ihr Ruf

Tastuntersuchung **Wie Sie wissen, liegt die hintere Seite der Prostata dem Enddarm auf. Dies macht sich die Rektaluntersuchung zunutze.**

Bei der Rektal- oder Tastuntersuchung der Prostata führt der Arzt den behandschuhten Finger in den Enddarm ein. Dadurch kann er die Prostata betasten.

Bei der Rektaluntersuchung schiebt der Arzt den Zeigefinger in den Enddarm und tastet die Prostata nach Veränderungen ab.

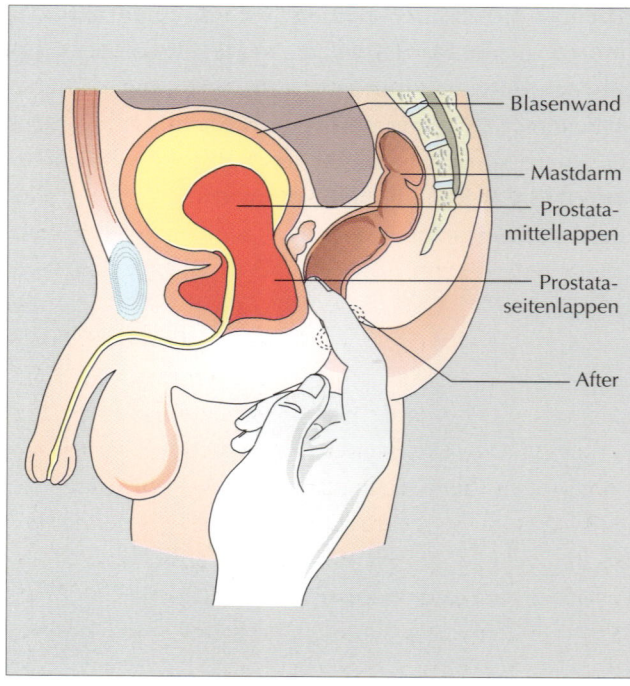

- Blasenwand
- Mastdarm
- Prostatamittellappen
- Prostataseitenlappen
- After

Was kann mit der Tastuntersuchung festgestellt werden?

In der Regel wird die Rektaluntersuchung vom Hausarzt durchgeführt. Ab dem 45. Lebensjahr gehört sie zu den von der Krankenkasse bezahlten Krebsvorsorgeuntersuchungen.

Haben Sie keine Angst! Die Rektaluntersuchung mag ein wenig unangenehm für Sie sein, doch schmerzhaft ist sie normalerweise nicht. Dem Arzt kann sie jedoch Aufschluß darüber geben, ob eine Verhärtung, ein Knoten oder gegebenenfalls eine Schwellung der Prostata vorliegt. Gleichzeitig kann mit ihr auch Krebs des Enddarms aufgespürt werden. Man schlägt also mit dieser Untersuchung sozusagen zwei Fliegen mit einer Klappe!

Falls ein ungewöhnlicher Befund festgestellt wird, das heißt, wenn zum Beispiel ein Knoten gefunden wird, muß der Patient den Urologen aufsuchen, um feststellen zu lassen, was diese Veränderung hervorgerufen hat – ob es sich beispielsweise um Krebs handelt.

Die Rektaluntersuchung ist die von den Krankenkassen bezahlte Untersuchung zur Krebsvorsorge, die ab dem 45. Lebensjahr einmal im Jahr durchgeführt werden sollte.

Manko der Rektaluntersuchung

Leider können bei der Rektaluntersuchung auch Krebsherde übersehen werden, die einfach noch zu klein sind, um sie ertasten zu können. Krebsgeschwülste können zudem so ungünstig liegen, daß ein wenig erfahrener Arzt sie nicht ertasten kann. Deshalb fordern zahlreiche Mediziner von den Krankenkassen, zusätzlich zur Tastuntersuchung eine weitere Untersuchung der Prostata zur Krebsfrüherkennung zu bezahlen. Dabei bietet sich vor allem die sogenannte transrektale Ultraschalluntersuchung an, bei der ein winziges Ultraschallgerät in den Enddarm eingeführt wird, das ein Ultraschallbild der Prostata zeigt. Damit kann besser als mit der Rektaluntersuchung Krebs entdeckt werden.

Ultraschall, Röntgenuntersuchung, Zystoskopie und Biopsie

Genauere Untersuchung Wurde bei der Rektaluntersuchung eine Veränderung der Prostata entdeckt, müssen weitere Untersuchungen Aufschluß darüber geben, was die Veränderung verursacht hat.

Eine Reihe von speziellen Untersuchungen stehen zur Verfügung, um die Prostata und die von einer Prostataerkrankung betroffenen Organe genauer betrachten und Veränderungen feststellen zu können.

Zu diesen weiterführenden Untersuchungen gehören vor allem die sogenannten bildgebenden Verfahren wie die verschiedenen Ultraschall- und Röntgenuntersuchungen, aber auch die Begutachtung der Harnröhre oder der Blase mit Hilfe eines Endoskops. Als Endoskop bezeichnet man ein winziges Instrument, das in eine Körperöffnung hineingeschoben wird, um sich die zu untersuchenden Organe näher zu betrachten. Unter einer Biopsie versteht man die Entnahme einer winzigen Gewebeprobe. Sie wird beispielsweise bei Verdacht auf eine Krebserkrankung der Prostata durchgeführt.

Die verschiedenen Ultraschallmethoden

Die Ultraschalluntersuchung oder auch Sonographie hat gegenüber Röntgenuntersuchungen den Vorteil, daß der Patient nicht durch Strahlen belastet wird. Deshalb kann sie auch beliebig oft wiederholt werden.

Ein Ultraschallkopf sendet bei der Sonographie Schallwellen in das zu untersuchende Gewebe. Diese Wellen werden von den verschiedenen Geweben unterschiedlich reflektiert. So entsteht auf einem Monitor ein Bild von dem untersuchten Bereich, auf dem die verschiedenen Organe deutlich sichtbar werden. Es gibt die Möglichkeit, die Prostata von außen durch die Bauchdecke mit Ultraschall zu betrachten, sie kann aber auch durch einen in den Enddarm eingeführten Ultraschallkopf (sogenannte transrektale Sonographie) untersucht werden.

Bei der Sonographie von außen kann vor allem festgestellt werden, ob die Prostataerkrankung bereits Auswirkungen auf Nieren und Harnwege hat, ob sich beispielsweise Urin bis zu den Nieren zurückstaut. Auch über den Zustand der Harnblase gibt diese Ultraschalluntersuchung Aufschluß. Problematisch ist, daß bei dieser Art von Sonographie ein Prostatakarzinom nicht mit Sicherheit entdeckt werden kann.

Mit der transrektalen Sonographie hingegen kann die Diagnose, ob ein Prostatakarzinom vorliegt oder nicht, wesentlich sicherer gestellt werden. Diese Form der Ultraschalluntersuchung kann aber auch eingesetzt werden, wenn eine Gewebeprobe aus der Prostata genommen werden soll. Der behandelnde Arzt sieht dann auf einem Bildschirm das Areal, aus dem er eine Gewebeprobe entnimmt.

Mit der Ultraschalluntersuchung können kleinste Veränderungen der Prostata sichtbar gemacht werden.

Die herkömmliche Röntgenuntersuchung

Auf einem herkömmlichen Röntgenbild können die Veränderungen der Prostata nicht festgestellt werden, denn die Röntgenstrahlen bringen vor allem kalkhaltige Körperteile wie die Knochen auf das Bild. Jedoch wird ein Röntgenbild vom gesamten Bauchraum häufiger benötigt, damit der Arzt sich einen Gesamteindruck von dieser Körperregion machen kann. Es stehen allerdings Möglichkeiten zur Verfügung, auch die Weichteile abzubilden. Den Patienten wird dabei ein – in der Regel jodhaltiges – Kontrastmittel injiziert, das auf dem Röntgenbild sichtbar ist.

Das Ausscheidungsurogramm

Eine spezielle Form der Röntgenuntersuchung ist das sogenannte Ausscheidungsurogramm. Mit dieser Untersuchung können die Nieren und die ableitenden Harnwege auf dem Röntgenbild sichtbar gemacht werden. Dem Patienten wird ein jodhaltiges Kontrastmittel injiziert, das nach kurzer Zeit von den Nieren aus dem Blut gefiltert und mit dem Urin ausgeschieden wird – daher auch der Name Ausscheidungsurogramm. Falls Sie wissen, daß Sie auf Jod allergisch reagieren, teilen Sie dies bitte Ihrem behandelnden Arzt mit!

Während der Ausscheidungsphase werden mehrere Röntgenbilder hintereinander angefertigt, mit modernen Geräten ist es aber sogar möglich, die gesamte Ausscheidungsphase auf einem Monitor zeitgleich zu betrachten. Mit Hilfe dieses Ausscheidungsurogramms kann zum Beispiel festgestellt werden, ob sich der Urin bis zu den Nieren zurückstaut, ob sich Restharn in der Blase bildet und ob eine Harnröhrenverengung durch eine Prostatageschwulst vorliegt.

Beim Ausscheidungsurogramm wird der Fluß des Urins durch Nieren und ableitende Harnwege auf Röntgenbildern oder einem Monitor dokumentiert.

Was versteht man unter Computer- und Kernspintomographie?

Die Computertomographie, die auch als CT abgekürzt wird, ist eine spezielle Form der Röntgenuntersuchung. Dünnste Schichten des zu untersuchenden Gewebes können mit ihr betrachtet werden – die Prostata kann sozusagen scheibchenweise nach Veränderungen abgesucht werden.

Die Kernspintomographie liefert ähnliche Abbildungen wie die Computertomographie. Allerdings wird der Patient nicht mit Röntgenstrahlung belastet, weil die Geräte zur Kernspintomographie das Gewebe mit starken Magnetfeldern untersuchen. Jedoch verfügen nicht alle Ärzte über die Geräte, da diese teuer sind.

Die Kernspintomographie hat den Nachteil, daß auf dem Bild ein Gewebsschnitt von einem Zentimeter auf einen Millimeter schrumpft und so die Aussage (zum Beispiel über vergrößerte Lymphknoten bei Prostatakrebs) sehr relativiert wird.

Endoskopische Untersuchungsmethoden

Bei den auch als Harnröhren- und Harnblasenspiegelung bezeichneten Untersuchungen wird dem Patienten ein dünnes Instrument mit einem Durchmesser von fünf bis sechs Millimetern (Endoskop) in die Harnröhre beziehungsweise die Blase eingeführt. Mit Hilfe dieses Endoskops können Veränderungen der Harnröhre und Blase (zum Beispiel Blasendivertikel, Blasensteine) aufgespürt werden. Die Endoskopie eröffnet aber zugleich auch neue Möglichkeiten der Operation von Blase und Prostata – beispielsweise können Blasensteine durch ein spezielles Endoskop zertrümmert und über die Harnröhre entfernt werden. Durch diese Operationsmethoden entfallen häufig gefährlichere chirurgische Eingriffe, bei denen der Bauch eröffnet werden muß. Fürchten Sie sich nicht vor einer endoskopischen Untersuchung von Harnröhre und Blase – diese wird in der Regel ambulant mit Lokalanästhesie schmerzlos durchgeführt, ausnahmsweise oder auf Wunsch auch unter einer kurzen Narkose.

Mit Hilfe der Endoskopie können auch Operationen durchgeführt werden, bei denen früher der Bauchraum eröffnet werden mußte. Man bezeichnet die Operation mit dem Endoskop auch als Operation durchs Schlüsselloch.

Die Entnahme von Gewebeproben

Die Biopsie oder Gewebeentnahme der Prostata ist zur Sicherung der Diagnose notwendig, wenn ein Verdacht auf Prostatakrebs vorliegt. Die Gewebeprobe wird im Labor auf entartete Zellen untersucht. Es gibt zwei Arten der Prostatabiopsie: die Saug- und die Stanzbiopsie. Bei der Saugbiopsie wird durch den Enddarm eine dünne Hohlnadel zur Prostata geführt. Durch diese Hohlnadel werden Prostatazellen abgesaugt. Diese Biopsiemethode ist praktisch schmerzlos. Die Stanzbiopsie wird unter kurzer örtlicher, seltener in Vollnarkose durchgeführt. Vom Damm wird eine Hohlnadel mit einem Federmechanismus zur Prostata geführt, die ein Gewebestückchen aus der Prostata herausstanzt.

Möglicherweise ordnet Ihr Arzt noch weiterführende Untersuchungen an. Sprechen Sie mit ihm, wenn Sie Näheres über die Untersuchungsmethoden wissen wollen.

Wie werden die Prostatitisformen behandelt?

Prostataentzündung Sowohl die akute als auch die chronische Prostatitis müssen medikamentös behandelt werden. Während die akute Prostatitis in der Regel bei rechtzeitiger Behandlung nicht selten bald ausheilt, kann sich eine Therapie der chronischen Prostatitis in die Länge ziehen.

Bei beiden Entzündungsformen der Vorsteherdrüse muß abgeklärt werden, ob Krankheitserreger und wenn ja, welche Keime die Prostatitis verursacht haben. Untersucht wird hierfür häufig eine Probe des Prostatasekrets, die durch Ausdrücken der Vorsteherdrüse mit dem Zeigefinger vom Enddarm her gewonnen wird.

Die akute Prostataentzündung

Antibiotika sind ein Grundpfeiler der Therapie der Entzündung der Vorsteherdrüse.

Da meistens Bakterien die Auslöser einer akuten Prostatitis sind, ist eine Behandlung mit Antibiotika notwendig. Die Medikamente müssen genau nach Anweisung des Arztes genommen werden. Wird eine Antibiotikatherapie zu früh abgebrochen, besteht die Gefahr, daß sich ein Prostataabszeß bildet und Bakterien in der Prostata überleben und im ganzen Körper durch Streuung (Herdwirkung) weitere Infektionen auslösen. Bestimmte pflanzliche Präparate aus der Apotheke, die zum Beispiel eine entzündungshemmende, auch abwehrsteigernde und daher abschwellende Wirkung auf die Prostata haben, können ergänzend genommen werden. Fragen Sie Ihren Arzt nach solchen Mitteln. Die Beschwerden können nach Abklingen der akuten Symptome zudem durch fünf- bis zehnminütige warme Sitzbäder (37 bis 42 Grad Celsius) gelindert werden.

Behandlung der chronischen Prostatitis

Auch die chronische Entzündung der Vorsteherdrüse wird in der Regel zunächst mit Antibiotika oder Sulfonamiden behandelt. Oft ist diese Therapie jedoch nicht so wirksam wie bei der akuten Prostatitis, entweder weil keine Erreger zu finden sind oder weil die Medikamente über das Blut oder die Harnwege nicht zu den Bakterien, die sich in den hintersten, wenig durchbluteten Drüsengängen befinden, gelangen können. Zusätzlich können abschwellende pflanzliche Medikamente eine Linderung der Beschwerden verschaffen. Jedoch zieht sich die Behandlung der chronischen Prostatitis oft über einen längeren Zeitraum – manchmal drei bis fünf Jahre – hin; Geduld ist daher gefragt.

Leider ist eine Heilung nicht in allen Fällen der chronischen Prostatitis möglich. Gegen die Beschwerden kann aber dennoch angegangen werden, und ein Fortschreiten der Entzündung kann verhindert werden. Besonders wichtig ist dabei, den Unterleib nicht auskühlen zu lassen. Genau wie bei der akuten Prostatitis kann eine Wärmebehandlung, zum Beispiel mit warmen Bädern, Wunder gegen Beschwerden wirken.

Was man bei akuter und chronischer Prostatitis vermeiden sollte

- ◆ Die Reizung der Prostata, zum Beispiel durch Erschütterungen wie beim längeren Autofahren
- ◆ Die Abkühlung des Unterleibs, zum Beispiel durch Baden in kaltem Wasser oder Motorradfahren
- ◆ Rauchen, übermäßiger und regelmäßiger Alkoholkonsum, Überernährung (Fett, Zucker Weißmehl), Bohnenkaffee
- ◆ Verdauungsprobleme (Verstopfung, Durchfall, Hämorrhoiden)

Der Prostataabszeß erfordert eine besondere Behandlung

Wie Sie wissen, kann infolge einer akuten Prostatitis ein Prostataabszeß auftreten. Heute ist er zum Glück jedoch durch die äußerst wirksame Antibiotikabehandlung selten geworden, ebenso die Notwendigkeit einer chirurgischen Behandlung.

Jedoch sollten Sie wissen, daß eine solche Eiteransammlung sehr gefährlich werden kann, wenn sie aufbricht und sich die im Abszeß enthaltenen Krankheitserreger über das Blut oder die Lymphbahnen im ganzen Körper ausbreiten. Ein solcher Abszeß muß daher unbedingt vom Arzt eröffnet werden, so daß der Eiter abfließen kann.

Geschlechtsverkehr bei Prostatitis

Sie stellen sich nun vielleicht die Frage, ob Sie trotz einer Entzündung der Vorsteherdrüse Geschlechtsverkehr haben dürfen. Sie sollten in jedem Fall bei einer akuten Prostatitis darauf verzichten, solange Sie noch größere Beschwerden haben. Denken Sie bitte auch daran, Ihrer Partnerin oder Ihrem Partner einen Arztbesuch ans Herz zu legen. Sie oder er muß unbedingt ebenfalls untersucht werden. Schließlich besteht die Möglichkeit, daß sie oder er ebenfalls infiziert ist und behandelt werden muß. Sonst besteht für Sie auch die Gefahr der Wiederansteckung.

Nach der akuten Phase der Erkrankung können Sie sich sexuell im Rahmen Ihrer Bedürfnisse (nicht forciert) wieder betätigen. Beim Geschlechtsverkehr sollten Sie in jedem Fall ein Kondom benutzen, bis der Nachweis der Erregerfreiheit durch die Therapie erbracht worden ist, denn im Sperma können sich noch immer Krankheitserreger befinden, und ohne Kondom besteht die Gefahr, daß Ihre Partnerin oder Ihr Partner

Geschlechtsverkehr ist bei Prostatitis möglich, wenn die schlimmsten Beschwerden vorüber sind. Benutzen Sie besonders bei der akuten Prostatitis jedoch zunächst noch immer ein Kondom, sonst könnten Sie Ihren Sexualpartner infizieren!

sich ansteckt und auch Sie jederzeit wieder neu infizieren kann.

Unter Umständen sind Samenergüsse der Gesundheit bei Prostatitis sogar zuträglich: Prostatasekret kann aus der Vorsteherdrüse abfließen, so daß sich die Flüssigkeit nicht so sehr staut und Schwellungen verursacht. Außerdem werden so wahrscheinlich noch Bakterien nach außen gespült, die in den hinteren, schlechter durchbluteten Drüsengängen der Prostata verborgen waren.

Allerdings sollten Sie in jedem Fall Geschlechtsverkehr oder anderweitige sexuelle Stimulation auf das Notwendigste (zur Triebbefriedigung) beschränken, vor allem wenn Sie Schmerzen bei der Erektion oder beim Samenerguß verspüren.

Pflanzliche Präparate

Bei der Behandlung von Prostataerkrankungen werden neben Antibiotika und Sulfonamiden häufig pflanzliche Medikamente (Phytopharmaka) eingesetzt, da die Chemotherapie nicht unbeschränkt schadlos eingesetzt werden kann. Die Inhaltsstoffe einer Reihe von Pflanzen haben eine positive Wirkung auf die Vorsteherdrüse und zeigen in der Regel kaum Nebenwirkungen. Diese Mittel sind in der Apotheke erhältlich.

Die Wirkstoffe von Pflanzenpollen (Carultan) oder der Zwergpalme beispielsweise üben auf die Prostata eine entzündungshemmende und abschwellende Wirkung aus, was besonders zur Linderung der Beschwerden bei der chronischen Prostatitis beiträgt. Da häufig auch die Harnwege von der Entzündung betroffen sind, können auch Mittel genommen werden, die zur Desinfektion des Harntrakts beitragen. Dafür bieten sich unter anderem Präparate aus Bärentraubenblättern oder Goldrute an.

Fragen Sie Ihren Arzt, ob Sie neben den sogenannten Chemotherapeutika auch Pflanzenheilmittel zur Linderung einsetzen können und welche Heilpflanzen er Ihnen empfiehlt!

Hilfe bei abakterieller Prostatopathie

Prostatopathie **Wie Sie sich vorstellen können**, ist die Behandlung der Prostatopathie schwierig, da in der Regel keine körperlichen Ursachen für die schmerzende, zum Teil auch geschwollene Prostata gefunden werden können. Oft ist die Prostatopathie auf häufiges Autofahren zurückzuführen (über 15 000 Kilometer im Jahr).

Oft ist die Therapie langwierig, da sie häufig der Änderung von Lebensgewohnheiten bedarf. Sie erinnern sich: Die Prostatopathie tritt meistens bei Männern auf, die seelisch und/oder körperlich überlastet sind.

Medikamentöse Hilfe

Antibiotika helfen bei einer Prostatopathie nicht, da keine Infektion durch Krankheitserreger vorliegt.

Zur Linderung der schlimmsten Schmerzen kann Ihnen der Arzt ein Schmerzmittel verschreiben, das Sie jedoch nur eine Zeitlang nehmen sollten. Die Ursachen der Prostatopathie werden dadurch nicht beseitigt.

Als pflanzliche Mittel empfehlen sich besonders Baldrian und Hopfen, da sie auf das vegetative Nervensystem einwirken und beruhigen. Aber auch Phytopharmaka, die die Durchblutung fördern oder krampflösend wirken, können die Beschwerden lindern.

Wärmetherapie hilft oft bei Beschwerden

Wie schon bei der Prostataentzündung trägt auch bei der Prostatopathie häufig die Behandlung mit Wärme dazu bei, die Schmerzen zum Abklingen zu bringen. Beispielsweise können täglich durchgeführte Sitzbäder von fünf bis zehn Minuten Dauer in 37 bis 42 Grad Celsius warmem Wasser die Beschwerden lindern. Bequem durchführbar ist dies mit einem Plastikbidet, das auf die WC-Schüssel aufgesetzt wird und in der Apotheke erhältlich ist. Der Arzt kann die Prostata mit einem Gerät, das in den Enddarm eingeführt wird, erwärmen.

> Nehmen Sie eine Heizdecke oder eine Wärmflasche bei Prostatopathie mit ins Bett, oder legen Sie sie beim Sitzen auf den Stuhl. Vor allem im Auto ist ein Heizsitz wichtig!

Besonders wichtig: die Entspannung

Eine Erkrankung, die vor allem durch Überbelastung, Angst und Streß hervorgerufen wird, kann am wirksamsten bekämpft werden, indem man die eben genannten Faktoren weitgehend ausschaltet. Sicher ist dies nicht immer möglich, aber versuchen Sie, sich immer wieder Ruhepausen zu gönnen. Sinnvoll ist es auch, sich zwischendurch öfter zu entspannen. Falls Ihnen das nicht gelingt, sollten Sie darüber nachdenken, eine Entspannungstechnik wie autogenes Training zu erlernen. Falls Ihre Probleme tieferen seelischen Ursprungs sind und Sie sie nicht allein in den Griff bekommen, hilft Ihnen vielleicht eine Psychotherapie.

> Auch Bewegung kann helfen, die Prostatopathie zu überwinden, vor allem wenn Sie eine sitzende Tätigkeit ausüben. Lassen Sie das Auto öfter einmal stehen. Gymnastik, Wandern, Treppensteigen sind ebenfalls sinnvoll.

Ingo A., 39 Jahre, litt unter Problemen beim Wasserlassen

Ingo A. ist in seinem Beruf ständig großen Anforderungen ausgesetzt, mit denen er lange Zeit sehr gut klar kam. Doch als seine Ehe zerbrach, und er einen neuen Vorgesetzten bekam, der jünger war als er, begannen seine Probleme mit dem Wasserlassen. Nicht nur, daß er zehn- bis fünfzehnmal täglich auf die Toilette mußte, er litt auch unter Schmerzen im Bereich der Prostata. Sein Arzt, der keine körperlichen Ursachen bei ihm feststellen konnte, riet ihm zu einer Psychotherapie und der Regulierung seiner Berufsprobleme. Bereits während der psychologischen Behandlung besserten sich die Probleme und heute ist Ingo A. beschwerdefrei.

Medikamente gegen Prostatavergrößerung

Altersprostata Medikamente **Eine medikamentöse Behandlung, die die Prostatageschwulst verkleinert, gibt es neuerdings. Das Mittel nennt sich Finasterid, kann aber nicht in jedem Fall gegeben werden. Im Reizstadium können auch pflanzliche Heilmittel sehr hilfreich sein.**

Auch zur Vorbeugung der Altersprostata können die sogenannten Phytopharmaka eingesetzt werden. In erster Linie wirken die Naturheilmittel entzündungshemmend und entkrampfen die Muskeln. Außerdem haben sie abschwellende Wirkung. Sie sehen, pflanzliche Heilmittel lindern vor allem die Beschwerden der Altersprostata. Ist die Prostatavergrößerung schon fortgeschritten, können pflanzliche Medikamente nur als ergänzende Therapie zur Behandlung mit Pharmapräparaten oder zur Operation angesehen werden. Beobachtet werden muß die Altersprostata wegen der im vorigen Kapitel erwähnten möglichen gefährlichen Folgen jedoch in Abständen von drei bis zwölf Monaten unbedingt!

Naturheilmittel haben gegenüber anderen Präparaten den Vorteil, daß sie über lange Zeit gegeben werden können und in der Regel keine oder nur geringe Nebenwirkungen haben. Selbstverständlich sollten Sie sich bei der Dosierung immer nach den Anweisungen Ihres Arztes richten!

Wie sind Naturheilmittel erhältlich?

Phytopharmaka sind sowohl als Tee, als Lösung, aber auch in Dragee- oder Tablettenform erhältlich. Sie haben also die Möglichkeit zwischen verschiedenen Darreichungsformen zu wählen. Außerdem stehen eine

Reihe verschiedener pflanzlicher Wirkstoffe zur Verfügung. Sprechen Sie mit Ihrem Arzt, welches Präparat für Sie am günstigsten ist! Bewährt haben sich Mittel in Eintagesdosen.

Hemmung der Umwandlung von Testosteron

Zur Behandlung der Altersprostata ist seit Ende 1994 ein Präparat (Finasterid) auf dem Markt, das die Umwandlung von Testosteron zu Dihydrotestosteron (DHT) in der Prostata blockiert. Wie Sie wissen, wird DHT unter anderem für das Wachstum der Prostatageschwulst verantwortlich gemacht.

Zur Umwandlung von Testosteron in DHT ist eine Eiweißverbindung, ein sogenanntes Enzym, notwendig, das die Zellen der Vorsteherdrüse herstellen. Dies Enzym trägt den etwas komplizierten Namen 5-Alpha-Reduktase. Wird nun die Herstellung dieses Enzyms blockiert, kann kein DHT entstehen. Medikamente, die dies Enzym blockieren, nennen sich 5-Alpha-Reduktase-Hemmer oder -Inhibitoren. Sie können zwar zur Verkleinerung der Altersprostata beitragen, doch ist auch ihre Wirkung vorrangig auf die Vorbeugung und das Reizstadium der Altersprostata beschränkt. Die Potenz wird durch dies Medikament in der Regel nicht beeinflußt. Jedoch kann nur Ihr Arzt entscheiden, ob diese Behandlung bei Ihnen sinnvoll ist.

Pflanzliche Heilmittel

Name	Präparat[1]
Hypoxis rooperi (Sitosterin)	Azuprostat
Brennessel	Bazoton
Kürbiskerne	Granufink
Zwergpalme	Permixon
Roggenpollenextrakt	Cernilton

1) Bei den Präparaten handelt es sich nur um eine Auswahl; es werden eine große Zahl gleichwertiger oder ähnlicher Mittel angeboten

Was sind Alpha-Rezeptor-Blocker?

Alpha-Rezeptor-Blocker sind Medikamente, welche die Muskelspannung des Blasenhalses und der Prostata herabsetzen. Dadurch erweitert sich die Harnröhrenöffnung ein wenig. Mit Hilfe dieser Präparate können Beschwerden wie häufiger Harndrang und verzögertes Wasserlassen gelindert werden. Diese Mittel verkleinern eine bereits vorhandene Prostatageschwulst nicht.

Der Einsatz Alpha-Rezeptor-Blockern ist unter bestimmten Voraussetzungen vorwiegend im Reizstadium der Altersprostata sinnvoll. Sprechen Sie mit Ihrem Arzt, ob diese Medikamente für Sie in Frage kommen!

Andere Hilfen beim Prostataadenom

Physiotherapie und Katheter Zur Vorbeugung der Altersprostata und zur unterstützenden Behandlung einer bereits vorhandenen Prostatavergrößerung kommt der Physiotherapie, auch physikalische Therapie genannt, große Bedeutung zu. Die Altersprostata ist in 80 Prozent der Fälle mit entzündlichen Veränderungen kombiniert, weshalb die Physiotherapie eventuell erfolgversprechend ist.

Darunter versteht man Behandlungen, die mit verschiedenen Reizen wie Wärme, Elektrizität oder Wasser arbeiten. Mit Hilfe der Physiotherapie werden Stoffwechsel und Kreislauf angeregt. Dadurch soll der Körper gestärkt werden, so daß er die Entzündung in der Prostata besser bekämpfen kann. Besonders wirksam ist die physikalische Therapie während einer Kur, da der Körper dort die nötige Ruhe zur Erholung bekommt.

Was bringt die physikalische Therapie bei der Altersprostata?

Heilen oder aufhalten können physikalische Therapieformen eine bereits bestehende Prostatavergrößerung nicht. Jedoch können sie Entzündungen und damit die Beschwerden der Altersprostata lindern und das körpereigene Abwehrsystem stärken.

Zur Vorbeugung von Prostataerkrankungen und zur Hilfe bei Beschwerden bieten sich vor allem warme Sitzbäder an (Wassertemperatur: 37 bis 42 Grad Celsius), bei denen das Wasser nur bis etwa zu den Nieren

Wärmebehandlungen sind zur Linderung von Prostatabeschwerden hilfreich, während Kälte unbedingt vermieden werden sollte.

reicht. Der Oberkörper wird mit einer Decke eingewickelt, damit Sie nicht frieren. Sie können auch über die Wanne eine Decke legen, damit die warmen Dämpfe nicht entweichen. Nach etwa 15 Minuten beenden Sie das Bad, trocknen Sie sich gründlich ab, ziehen sich etwas Warmes an und legen sich noch eine Weile ins Bett. Bitte achten Sie darauf, daß die Temperatur im Badezimmer angenehm für Sie ist, damit Sie nicht frieren, wenn Sie die Wanne verlassen. Bei Kreislaufproblemen sollten Sie Ihren Arzt fragen, ob Sitzbäder für Sie geeignet sind. Falls in der Wanne Probleme mit dem Kreislauf auftreten, brechen Sie das Bad ab!

Sollten Sie Sitzbäder ablehnen, sind vielleicht warme Fango- oder Heublumenpackungen, die auf den Unterleib gelegt werden, eine Alternative.

Manchmal ist ein Katheter notwendig

Ein Katheter ist ein dünner Schlauch, der in der Regel durch die Harnröhre in die Blase eingeführt wird, um den Urin nach außen abzuleiten. Das Einführen eines Katheters wird zum Beispiel bei akuter Harnverhaltung notwendig, um diesen äußerst schmerzhaften Zustand zu beenden und einen Rückstau des Urins zu den Nieren zu verhindern. In manchen Fällen ist es unumgänglich, einen Dauerkatheter zu legen, das heißt, der Katheter sorgt über einen bestimmten Zeitraum für die Blasenentleerung. Bei Patienten, für die das Risiko einer Prostataoperation zu groß ist, kann es zur Vermeidung von Schäden der Harnröhre notwendig sein, einen Katheter durch die Bauchdecke in die Blase einzuführen (sogenannte Blasenfistel), um den Urin nach außen zu leiten. Eine Blasenfistel ist meist schonender und bequemer als ein Dauerkatheter in der Harnröhre, da die Bewegungsfreiheit nicht eingeschränkt wird und das Infektionsrisiko geringer ist.

Haben Sie keine Angst, falls bei Ihnen ein Katheter durch die Harnröhre in die Blase eingeführt werden muß. Die Harnröhre wird zuvor mit einem Gleitmittel mit einem Lokalanästhetikum betäubt, so daß der Eingriff schmerzlos ist.

Wann muß die Altersprostata operiert werden?

Operation – ja oder nein? **Die Behandlung der Altersprostata richtet sich danach, wie weit die Prostatavergrößerung fortgeschritten ist. Während es im Reizstadium in der Regel nicht notwendig ist, eine Operation durchzuführen, ist sie meist erforderlich, wenn starke Beschwerden und Restharn nicht mit anderen Methoden behoben werden können.**

Eine Operation muß erst durchgeführt werden, wenn trotz Behandlung erhebliche Beschwerden beim Wasserlassen (nächtliche Störung) auftreten oder das Risiko besteht, daß bei längerer Wartezeit Schädigungen der Blase oder sogar der Nieren eintreten.

Wenn bereits Organe geschädigt sind…

In manchen Fällen, in denen eine Prostataoperation unbedingt nötig wäre, kann nicht sofort operiert werden, weil das Risiko eines Eingriffs für den Patienten zu groß wäre. Dies ist zum Beispiel bei einer fortgeschrittenen Schädigung der Nieren durch die Altersprostata der Fall, bei der die Gefahr einer Harnvergiftung besteht. Auch bei anderen Erkrankungen, die nicht mit der Altersprostata in Verbindung stehen (zum Beispiel Herzproblemen) kann eine notwendige Operation der Prostata ohne Vorbehandlung zu risikoreich sein. In diesen Fällen muß der Zustand des Patienten stabilisiert werden, so daß ein Eingriff kein zu großes Risiko birgt.

Lassen Sie sich gründlich von Ihrem Arzt darüber informieren, warum bei Ihnen eine Entfernung der Prostatageschwulst notwendig ist.

Wenn die Operation noch nicht dringlich ist

Bei einer größeren Zahl von Männern ist eine Operation zwar notwendig, doch sie muß nicht sofort durchgeführt werden. Falls Sie zu diesen Männern gehören sollten, müssen Sie sich zwar auf eine Operation einstellen, doch Sie können gemeinsam mit dem Arzt überlegen, wann der Eingriff durchgeführt werden soll. Heute werden fast nur noch endoskopische Eingriffe durchgeführt, da sie wesentlich risikoärmer als offene Operationen sind. Lassen Sie sich in jedem Fall von einem Arzt beraten, der Erfahrung mit endoskopischen Eingriffen an der Prostata hat.

Manche Männer können sich mit einer operativen Behandlung der Altersprostata noch etwas Zeit lassen.

Was bei der Operation geschieht

Manche Männer haben fälschlicherweise den Eindruck, bei der Operation der Altersprostata würde die gesamte Vorsteherdrüse entfernt. Das ist nicht der Fall. Es wird nur die eigentliche Geschwulst, die Drüsenwucherung, herausoperiert. Die Prostata, die durch die Wucherung meist zusammengedrückt ist, wird – wenn möglich – nicht beschädigt. Die Operation der Drüsengeschwulst, auch die endoskopische, trägt dennoch die Bezeichnung Prostatektomie, also Entfernung der Prostata.

Wann eine Prostataoperation unvermeidlich ist

- ◆ Wenn starke Beschwerden bestehen, gegen die Medikamente nicht helfen
- ◆ Bei Gefahr von Schädigungen von Blase und Nieren, zum Beispiel durch Restharnbildung
- ◆ Bei bestehender Überlaufinkontinenz und Rückstauung des Urins
- ◆ Bei gleichzeitig bestehendem Krebs

Transurethrale Prostatektomie – was ist das?

Elektroresektion Als transurethrale Prostatektomie (TURP) oder Elektroresektion der Prostata bezeichnet man die Entfernung der Prostatageschwulst durch die Harnröhre. Dazu wird ein spezielles Instrument, ein sogenanntes Resektoskop, verwendet.

Der große Vorteil dieser Operationsmethode ist, daß kein Bauchschnitt durchgeführt werden muß, der das Risiko der Operation erhöht. Die TURP ist daher die beste und schonendste Methode zur Entfernung einer Prostatageschwulst.

Die Operationsmethode

Das Resektoskop, das Sie sich als elektrisches Messer in einem hohlen Schaft vorstellen müssen, wird bei der TURP in die Harnröhre eingeführt. Mit der elektrischen „Klinge", einer beweglichen Drahtschlinge, kann der Arzt nun die Geschwulst entfernen. Über eine Spezialoptik kann er die Operation genau verfolgen. Sie dürfen sich nicht vorstellen, daß die Prostatageschwulst in einem Stück entfernt wird, es werden immer nur Streifen von der Geschwulst abgehoben, die durch den Schaft des Resektoskops nach außen gespült werden. Die Prostatakapsel wird dabei nicht entfernt. Die TURP ist heute die optimale Methode, weil sie im Gegensatz zur offenen Operation wegen Ihres geringen Risikos auch bei älteren Patienten durchgeführt werden kann.

Nach der TURP wird zur Schonung der Harnröhre und der Operationswunde häufig ein Katheter durch den Unterbauch in die Blase eingeführt, um den Urin unter Umgehung der Harnröhre zu entleeren.

Man bezeichnet die TURP auch als „Goldstandard", das heißt, sie ist die bewährteste Behandlungsmethode. Während bei der TURP das Risiko zu sterben, bei nur 0,2 Prozent liegt, beträgt es bei der offenen oder chirurgischen Operation immerhin ein bis zwei Prozent.

Hochdruck- und Niederdruck-TURP

Bei der Hochdruck-TURP (HD-TURP), die noch häufig angewendet wird, gelangt das Spülwasser, das die Gewebeteilchen hinausspült, mit hohem Druck ins Operationsgebiet. Dadurch kann die Blase überdehnt werden, es kann zu gefährlichen Spülwassereinschwemmungen in die Blutgefäße und zu größeren Blutverlusten kommen. Die Operationszeit ist auf etwa eine Stunde beschränkt. Mit der HD-TURP können daher nur Geschwülste geringer Größe (30 bis 50 Gramm) entfernt werden. Die Niederdruck-TURP arbeitet mit einem niedrigeren Wasserdruck, ist deshalb für den Patienten schonender und verringert die Operationsrisiken. Mit ihr können auch große Prostatageschwülste (bis 300 Gramm in ein bis zwei Sitzungen) entfernt werden.

Die Abbildung zeigt, wie bei der transurethralen Prostatektomie das Operationsinstrument (Resektoskop) in die Harnröhre eingeführt wird und die Prostatageschwulst durch eine elektrische Drahtschlinge entfernt. Der Arzt kann das Operationsgebiet auf einem Monitor beobachten.

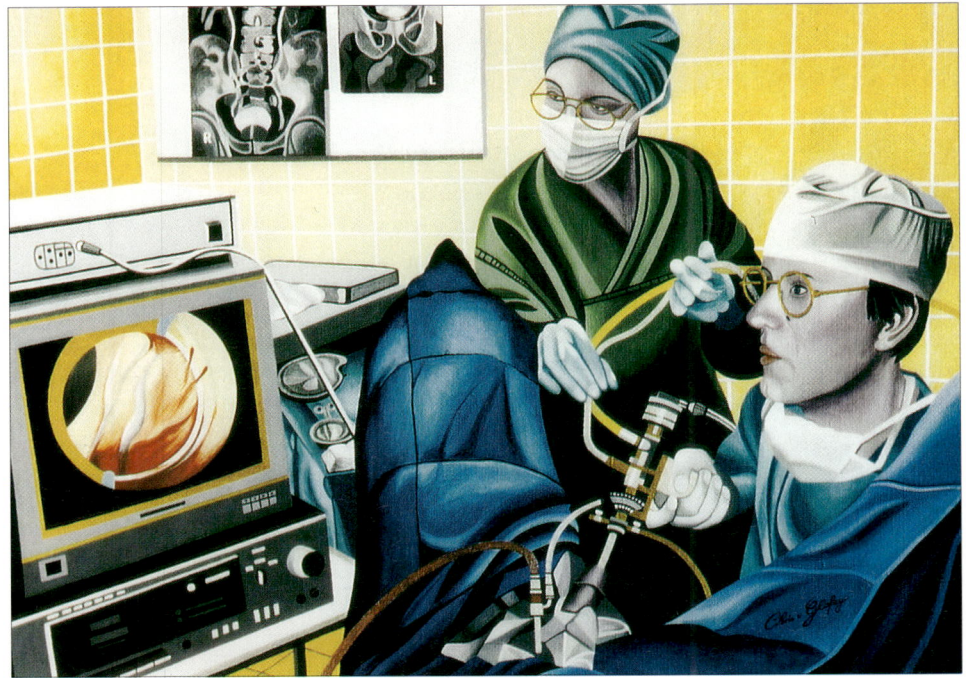

Die chirurgische oder offene Prostatektomie

Offene Operation Wie der Name offene Prostatektomie bereits sagt, wird bei dieser Operation die Prostatageschwulst durch Bauchschnitt entfernt.

Diese Operationsmethode ist mit wesentlich größeren Risiken verbunden als die Operation durch die Harnröhre und für den Patienten viel problematischer. Soll

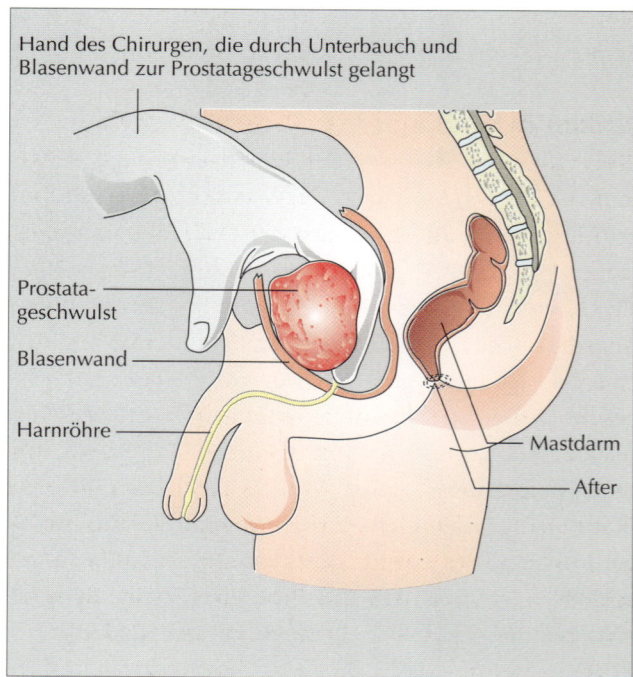

Bei der offenen Prostatektomie ergreift der Chirurg durch den Bauch- und Blasenschnitt die Prostatageschwulst und schält sie blind mit den Fingern heraus.

bei Ihnen eine offene Prostatektomie durchgeführt werden, fragen Sie nach, ob nicht auch eine TURP möglich ist. Selbst große Prostatageschwülste können mit der Niederdruck-TURP entfernt werden. Fragen Sie nach, wo diese Art der Operation in Ihrer Nähe durchgeführt wird. Die TURP erfordert einen geübten Operateur – es ist daher wichtig, den richtigen Arzt zu wählen. Lassen Sie sich dabei nicht von Titeln oder dem Zustand des Krankenhauses, sondern allein vom Können des Arztes beeinflussen.

Bei der chirurgischen Entfernung der Prostatageschwulst werden mit dem Skalpell meist sowohl der Unterbauch als auch die Harnblase eröffnet. Mit den Fingern greift der Operateur nun durch die Blase nach der Prostatageschwulst und schält sie aus der Prostatakapsel heraus. Problematisch ist, daß der Operateur die Prostatageschwulst nicht im Sichtfeld hat und immer mit hohen Blutverlusten zu kämpfen hat.

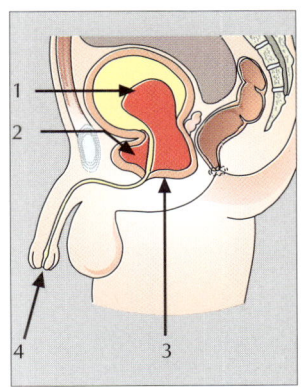

Die Altersprostata kann entweder durch einen Bauch- und Blasenschnitt (1) oder durch einen Bauch- und Prostataschnitt (2) operiert werden, eine Operation kann zudem über einen Schnitt durch den Damm und die Prostata (3) erfolgen, außerdem kann die Altersprostata natürlich auch durch die Harnröhre (4) operiert werden.

Risiken der chirurgischen Prostatektomie

Eine Operation, bei der der Bauch eröffnet werden muß, ist für den Patienten viel belastender als ein Eingriff über die Harnröhre. Nach der Operation dauert es länger, bis der Patient sich wieder erholt. Während die TURP über die Harnröhre fast immer unter lokaler Anästhesie durchgeführt werden kann, erfordert der Bauchschnitt meist eine Vollnarkose, die vor allem für geschwächte Patienten nicht ohne Risiko ist. Zudem ist bei der chirurgischen Prostatektomie das Risiko des Blutverlusts größer, so daß in 40 bis 100 % der Fälle eine Bluttransfusion durchgeführt werden muß. Trotz strenger Kontrolle des Spenderbluts kann nicht völlig ausgeschlossen werden, daß das Blut Viren (zum Beispiel Aids- oder Hepatitis-Viren) enthält. Bei der Niederdruck-TURP ist nur in 4 % der Fälle eine Transfusion nötig.

Die chirurgische Prostatektomie ist für den Operateur ein relativ einfacher Eingriff, für den Patienten hingegen eingreifend, risiko- und folgenreich. Die transurethrale Prostatektomie dagegen ist für den Patienten ein relativ einfacher Eingriff ohne gravierende Folgen oder Risiko. Für sie ist jedoch ein erfahrener Operateur nötig.

Andere Behandlungsmethoden der Altersprostata

Instrumentelle Behandlung Es gibt eine Reihe weiterer Verfahren, die zur Behandlung der Altersprostata angewandt werden. Beispielsweise existieren sowohl verschiedene Überwärmungsverfahren der Prostata als auch Lasertechniken.

Problematisch ist, daß bei vielen Behandlungsverfahren im Gegensatz zur TURP keine Gewebeproben der Prostatageschwulst genommen und auf veränderte Zellen untersucht werden können.

Außerdem gibt es die Möglichkeit, röhrenförmige Implantate in die Harnröhre einzusetzen, um eine ausreichende Blasenentleerung zu ermöglichen, sowie die sogenannte Kältechirurgie, mit der Teile der Prostatageschwulst entfernt werden. All diese Verfahren haben im Vergleich zur transurethralen Prostatektomie, die das sicherste und schonendste Verfahren zur Entfernung der Altersprostata darstellt, Nachteile.

Es existiert auch ein Verfahren, mit einer speziellen Form von Ultraschall das Gewebe der Prostatageschwulst abzutragen. Doch diese Methode ist noch nicht genügend technisch ausgereift und erprobt.

Kältechirurgie und Lasertechniken

Bei der Kältechirurgie wird flüssiger Stickstoff mit einem Instrument durch die Harnröhre zur Prostatageschwulst geleitet, durch den die Geschwulst vereist wird. Die vereisten Teile sterben ab und können anschließend nach außen gespült werden. Meist werden jedoch so nur Teile der Altersprostata entfernt.

Bei den verschiedenen Lasertechniken wird die Prostatageschwulst durch energiereiche Laserstrahlen zerstört. Die sogenannte TULIP-Methode, die mit ihrem vollständigen Namen transurethrale, ultraschallgesteuerte, laserinduzierte Prostatektomie heißt, arbeitet mit einem Instrument, das in die Harnröhre eingeführt wird und Laserstrahlen aussendet. Die Arbeit des Operateurs wird über Ultraschall verfolgt. Bei den sogenannten Laserablationsverfahren kann der Arzt seine Arbeit über eine Spezialoptik verfolgen. Der Vorteil dieser Verfahren liegt darin, daß es kaum zu Blutungen kommt, der Nachteil, daß die Prostatageschwulst sich im Gegensatz zur TURP erst nach Wochen verkleinert und Schmerzen unter anderem wegen Verletzungen der Harnröhre beim Wasserlassen häufig sind, weshalb in der Regel ein Katheter durch die Bauchdecke in die Blase gelegt werden muß, um den Harn nach außen zu leiten. Die transurethrale interstitielle Laserkoagulation arbeitet mit Lasersonden, die in die Altersprostata eingebracht werden, damit die Laserstrahlen die Harnröhre nicht verletzen. All diese Methoden führen (im Gegensatz zur TURP) nicht zur einer totalen Entfernung der Geschwulst. Oft muß nach Jahren erneut operiert werden – meist ist dann eine TURP fällig.

Überwärmungsverfahren und Implantate

Es gibt eine Reihe von Verfahren, bei denen das Gewebe der Prostatageschwulst stärker als normal erwärmt wird (Hyperthermie) – zum Teil mit Mikrowellen. Dabei wird eine Sonde in den Enddarm oder die Harnröhre eingeführt und mit ihr die Altersprostata überhitzt. Die Geschwulst wird jedoch meist nicht vollständig entfernt. Infolge der hohen Mißerfolgsrate hat sich diese Methode nicht bewährt.

Sowohl die urologische Spirale als auch die Prostataprothese (Stent) aus einem Edelstahlgitter werden in den Abschnitt der Harnröhre eingesetzt, der von der Prostatageschwulst umschlossen wird. Sie verdrängen die Prostatageschwulst, so daß die Blase entleert werden kann, ändern jedoch nichts an ihrer Größe.

Die Überwärmung der Prostata (Hyperthermie) hat nur Erfolge bei Entzündungen und Prostatopathie.

Prostataprothese und urologische Spirale sind häufig unverträglich oder verkalken und sind nur als Notlösung bei den wenigen Patienten, die nicht operiert werden können oder eine kurze Lebenserwartung haben, zu akzeptieren.

Die Angst vor Folgen – im Regelfall unbegründet

Folgen der Behandlung
Viele Männer haben Angst, durch die Operation einer Prostatageschwulst ihre Potenz zu verlieren. Doch nur in einer begrenzten Anzahl von Fällen geht durch die Operation die Fähigkeit zur Gliedversteifung (Erektion) verloren.

Die Potenz hingegen bleibt erhalten, die Erektion kann meist durch therapeutische Maßnahmen (siehe S. 82) wiederhergestellt werden. Oft verursacht die Prostatageschwulst eher Potenzstörungen als eine Operation.

Zeugungsfähigkeit nicht mehr gewährleistet

Dagegen kommt es bei den meisten Patienten zum Verlust der Zeugungsfähigkeit. Durch die Operation ist der Blasenhals oft so erweitert, daß der Samen in die Blase gespritzt wird, statt durch die Harnröhre nach außen geleitet zu werden. Das Sperma wird erst beim Wasserlassen ausgeschieden. Diesen Vorgang, der völlig ungefährlich ist, bezeichnet man als retrograde Ejakulation.

Für die meisten Männer ist diese Folge wahrscheinlich ohne Bedeutung, da Operationen der Altersprostata oft erst nach dem 65. oder 70. Lebensjahr durchgeführt werden. Sollten Sie sich doch noch Kinder wünschen, überlegen Sie sich, vor dem Eingriff Ihr Sperma von einer Samenbank für eine spätere künstliche Befruchtung einfrieren zu lassen. Auch gibt es die Möglichkeit, Spermien aus den Nebenhoden zu entnehmen.

Leider kann Ihnen keine Garantie gegeben werden, daß Sie nach der Prostataoperation noch zeugungsfähig sind. Das bedeutet nicht, daß Sie keinen Geschlechtsverkehr mehr ausüben können. Sie können allerdings Kinder nur noch durch künstliche Samenentnahme und Befruchtung zeugen.

Verengung der Harnröhre durch die Operation

In 2 bis 4 % der Fälle kommt es nach der operativen Behandlung der Prostata aufgrund von Narbenbildung zur Verengung der Harnröhre (Stenose). Falls bei Ihnen nach einer Operation der Altersprostata erneut Probleme mit dem Wasserlassen auftreten, wenden Sie sich an Ihren Arzt. Er kann durch Dehnung oder Spaltung der Harnröhre Abhilfe schaffen. Sehr selten wird eine plastische Operation notwendig.

Harnträufeln und Inkontinenz

Solange die Operationswunde nicht verheilt ist, was zwischen sechs und zwölf Wochen dauert, kann es passieren, daß etwas Harn abgeht, wenn der Beckenboden belastet wird – etwa durch das Heben schwerer Gegenstände oder Husten. Machen Sie sich keine Sorgen – das ist normal! Damit Ihre Unterwäsche nicht verschmutzt oder Sie sich unsicher fühlen, können Sie Zellstoffeinlagen benutzen, die den Urin aufsaugen. Sprechen Sie mit Ihrem Arzt über Ihr Problem – er wird Ihnen Übungen zur Stärkung des Schließmuskels zeigen.

Zu einer dauerhaften Inkontinenz kommt es infolge einer Prostataoperation jedoch nur in ganz seltenen Fällen (je nach Operation zwischen 0,5 und 3 %), denn der äußere Schließmuskel wird nur selten verletzt. Sollten Sie dennoch unter dauerhafter Inkontinenz leiden, suchen Sie Ihren Arzt auf, um die genauen Ursachen der Blasenschwäche klären zu lassen. Der Besuch beim Arzt ist auch deshalb sehr wichtig, weil es eine Reihe von Möglichkeiten gibt, etwas gegen die Blasenschwäche zu unternehmen. Ihnen kann durch gymnastische Übungen, elektrischen Reizstrom und Injektionen geholfen werden. Nur in ganz seltenen Fällen muß ein künstlicher Schließmuskel eingesetzt werden, mit der gewährleistet wird, daß ungewollt kein Urin mehr abgeht.

Bis zur vollständigen Wiederherstellung des Wohlbefindens nach einer chirurgischen Prostataoperation kann es eine Weile dauern. Die meisten Patienten haben sich jedoch nach zwei bis drei Monaten wieder erholt. anders ist es nach der TURP – hier ist die Erholungsphase kurz, der Patient nicht bettlägerig. Meist kann er nach etwa einer Woche aus der Klinik entlassen werden. Jeder Patient muß sich noch etwa ein Jahr lang Kontrollen unterziehen, um Heilungsstörungen rechtzeitig erkennen zu können.

Operationsmethoden bei Prostatakrebs

Prostatakrebs-operationen Ziel jeder Krebsbehandlung ist die Entfernung der Geschwulst, um eine weitere Ausbreitung der Krebszellen im Körper zu vermeiden und den Krebs zu heilen. Dies gelingt normalerweise nur durch eine Operation.

Selbst wenn es aufgrund einer bereits weit fortgeschrittenen Krebserkrankung der Prostata nicht gelingen kann, den gesamten Tumor zu entfernen, ist es häufig sinnvoll, zumindest einen Großteil des Karzinoms herauszuoperieren. Denn je kleiner der im Körper verbliebene Krebsherd ist, um so eher spricht er auf Strahlen- und medikamentöse Therapie an.

Das Leben von Patienten mit Krebs im fortgeschrittenen Stadium kann auch durch eine Teilentfernung des Karzinoms sehr oft deutlich erleichtert oder verlängert werden.

Elektroresektion des Karzinoms

Im Gegensatz zur Altersprostata muß bei der Krebsoperation ein Teil oder auch die gesamte Prostatakapsel entfernt werden. Von den meisten Operateuren wird die Prostata durch einen Unterbauchschnitt komplett herausgenommen. Da dies jedoch ein großer Eingriff ist, der nur bei 10 %, maximal 20 % der Patienten in Frage kommt und in einem fortgeschrittenen Alter nicht mehr möglich ist, empfiehlt sich in einer großen Zahl von Fällen die Operation durch die Harnröhre. Die Elektroresektion des Karzinoms ist wesentlich schonen-

Wie werden Prostataleiden behandelt?

der und kann bei einer erheblich größeren Zahl von Patienten durchgeführt werden. Ein weiterer Vorteil der Elektroresektion liegt darin, daß im Gegensatz zur Prostataentfernung durch Bauchschnitt eher die Potenz erhalten werden kann und es nicht so häufig zu Inkontinenz kommt. Allerdings sollte die Krebsoperation durch die Harnröhre nur mit der sogenannten Niederdruck-Technik durchgeführt werden. Leider erfordert die TURP des Krebses wegen ihrer Schwierigkeit einen außergewöhnlich erfahrenen und besonders begabten Operateur. So kommt es, daß nur wenige Operateure diesen Eingriff beherrschen.

Sowohl in den Stadien T1 und T2 des Prostatakrebses, in denen das Karzinom noch auf die Prostatakapsel beschränkt ist, als auch noch in den fortgeschrittenen Stadien T3 und T4 kann das Karzinom mit Hilfe der Elektroresektion völlig oder zumindest weitgehend entfernt werden.

Auch die benachbarten Samenblasen, die bei Ausbreitung des Karzinoms in der Regel als erstes vom Krebs befallen werden, können bei der Operation durch die Harnröhre herausgenommen werden. Falls die Lymphknoten des unteren Bauchraums auch vom Krebs befallen sind, können sie durch einen einfachen zusätzlichen Eingriff entfernt werden.

Da die TURP des Prostatakrebses sehr schwierig ist und nur wenige Operateure den Eingriff beherrschen, werden viele Patienten, die noch durch TURP geheilt werden könnten, nur unzureichend mit Medikamenten behandelt. Es lohnt sich in jedem Fall, die schwierige Suche nach einem erfahrenen Endoskopiker zu unternehmen. Die Statistik über 15 Jahre zeigt, daß die Resultate nach der TURP denen der chirurgischen Operation ebenbürtig sind.

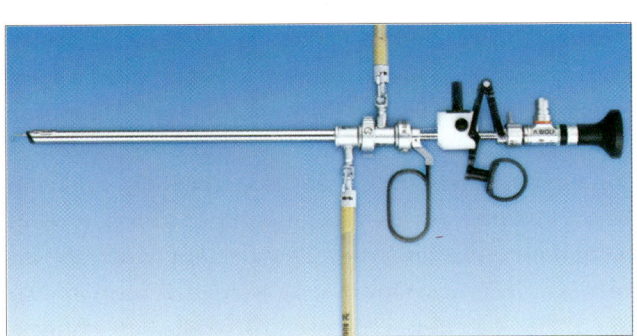

Mit dem Resektoskop können Operationen an der Prostata durch die Harnröhre durchgeführt werden. Das Instrument besitzt eine elektrische Schlinge zur Entfernung des Gewebes und eine Spezialoptik, mit der der Operateur den Eingriff über eine Videokamera auf dem TV-Bildschirm beobachten und steuern kann.

Die Operation der Prostata durch Bauchschnitt

Bei der chirurgischen Operation wird sowohl die gesamte Prostata mit den Samenbläschen als auch der durch die Prostata verlaufende Abschnitt der Harnröhre sowie in der Regel auch die Lymphknoten im Beckenbereich und Unterbauch entfernt. Meistens wird vom Bauch, manchmal auch vom Damm aus operiert. Nachdem die Prostata herausgenommen wurde, wird die Harnröhre wieder an den Blasenausgang genäht.

Wie Sie sich vorstellen können, ist dies ein großer Eingriff, der insbesondere bei Männern über 70 durch die in diesem Alter häufigen Leiden (Zuckerkrankheit, Herz-Kreislauf-Erkrankungen) nur selten durchgeführt werden kann. Nicht nur in diesen Fällen bietet sich eher eine Elektroresektion des Karzinoms an. Zudem kommt es in einer großen Anzahl von Fällen – die Statistiken variieren von 25 bis 90 Prozent – zu Impotenz. Auch Inkontinenz kann die Folge dieser Operation sein. Zudem dauert es lange, bis sich die Patienten von diesem großen Eingriff wieder erholt haben, die postoperative Sterblichkeit liegt höher und Komplikationen sind häufiger.

Die chirurgische Entfernung der Prostata ist wesentlich eingreifender und risikoreicher für den Patienten als eine Elektroresektion (TURP) und keinesfalls erfolgreicher. Suchen Sie vor dem Eingriff daher in jedem Fall einen erfahrenen Arzt.

Entfernung der Lymphknoten

Häufig sind die Lymphknoten im Becken und Unterbauch ebenfalls von Krebs befallen. Um eine weitere Streuung der Krebszellen über die Lymphbahnen zu vermeiden, werden diese Lymphknoten daher häufig ebenfalls entfernt. Bei der chirurgischen Entfernung der Prostata wird dieser Eingriff in der Regel gleichzeitig durchgeführt, bei der Elektroresektion des Prostatakrebses ist eine zweite Operation erforderlich, um die Lymphknoten zu entfernen. Dieser Eingriff wird heute endoskopisch ausgeführt und ist daher wenig belastend. Die Operation wird chirurgische beziehungsweise endoskopische Lymphadenektomie genannt. Sie hat einen hohen diagnostischen Stellenwert. Von ihrem Ergebnis hängt – im Verein mit der Blutuntersuchung auf PSA – die weitere Behandlung ab. Auch für die weitere Prognose hat sie fundamentale Bedeutung.

Wann müssen die Hoden entfernt werden?

Die Hoden stellen den Großteil des Sexualhormons Testosteron her, das für die Entstehung und das Wachstum eines Prostatakarzinoms verantwortlich gemacht wird. Es kann daher notwendig sein, die Hormonproduktion durch die Entfernung der Hoden (Orchiektomie) zu unterbinden. Die Hodenentfernung ist die zweckmäßigste Maßnahme zur Krebsrückfallverhütung. Sie ist der Chemo-Kastration (siehe S. 80) vorzuziehen.

Vor allem wenn der Tumor nicht komplett herausoperiert werden kann, wird eine Hodenentfernung empfohlen, um das erneute Wachstum der Geschwulst zu verhindern. Die Hoden können recht einfach durch kleine Schnitte herausgenommen werden. Kleine, eiförmige Implantate können in den Hodensack eingesetzt werden, so daß die Hodenentfernung nicht auffällt.

Die Folgen der Hodenoperation sind Impotenz und der Verlust des Sexualtriebs. Seltener können durch den Hormonentzug Hitzewallungen und Schweißausbrüche auftreten. Psychisch belastend wirken sich vor allem die Folgen auf den Sexualtrieb aus – viele Patienten fühlen sich nicht länger als vollwertige Männer. Eine Reihe von Männern entscheiden sich lieber für die chemische Kastration, um die Operation zu umgehen.

Denken Sie trotz der unangenehmen Folgen der Hodenoperation daran, daß dies die sicherste Maßnahme ist, ein Wiederauftreten des Krebses zu verhindern. Besonders in fortgeschrittenem Alter sollten Sie diese Operation unbedingt in Erwägung ziehen.

> Die Orchiektomie ist gegenüber der Chemo-Kastration vorzuziehen, weil sie eine konsequente, saubere Lösung zur Unterdrückung der Testosteronproduktion bietet. Ein in diesem Fall schadenbringendes Organ wird entfernt. Die chemische Behandlung erfordert dagegen lebenslange Arztbesuche zur Injektion des Medikaments, das die Testosteronproduktion unterdrückt.

Medikamentöse Behandlung und Strahlentherapie

Weitere Krebsbehandlung

Medikamentöse Behandlung und Strahlentherapie stellen die Mittel zur Krebsbekämpfung dar, die in der Regel nach einer Operation eingesetzt werden, um im Körper verbliebene Krebszellen zu bekämpfen.

In manchen Fällen, wenn nicht operiert werden kann, wird versucht, das Wachstum des Tumors mit Hilfe dieser Behandlungsmethoden einzudämmen. Falls möglich sollte jedoch zuvor immer operiert werden. Indikator, welche Behandlung sinnvoll ist, ist die laufende Kontrolle der PSA-Werte und die diagnostische Lymphadenektomie sowie das Knochenszintigramm, eine Untersuchung der Knochen unter anderem auf Tochtergeschwülste.

Welche Medikamente eingesetzt werden

Die medikamentöse Behandlung besteht vor allem in der Hemmung der Testosteronproduktion – der sogenannten chemischen Kastration, die ein Voranschreiten des Tumorwachstums verhindern soll.

Neben dieser Testosteronblockade gibt es noch die Möglichkeit, Zellgifte (sogenannte Zytostatika) zu verabreichen, die verhindern sollen, daß sich die Krebszellen weiter vermehren. Diese Chemotherapie genannte Behandlung hat leider eine Reihe von Nebenwirkungen, da die Zytostatika auch gesunde Zellen schädigen.

Leider sind Zytostatika – Zellgifte – bei der Behandlung von Prostatakrebs nicht so wirksam wie bei anderen Krebsarten, jedoch im Endstadium oft unentbehrlich.

Dazu zählen gelegentlich Haarausfall und Übelkeit. Außerdem werden zusätzlich häufig noch Arzneimittel eingesetzt, welche die Abwehrkräfte stärken. Damit soll der Kampf des Körpers gegen die Krebszellen unterstützt werden, dies bezeichnet man als additive Behandlung mit alternativen Methoden, mit Mistelpräparaten und Ernährung.

Die Behandlung mit Strahlen

Auch die Strahlentherapie hat zum Ziel, die Krebszellen zu vernichten oder zumindest einzukapseln. Sie wird nach einer operativen Behandlung eingesetzt. Außerdem wird die Strahlentherapie angewendet, wenn eine Operation nicht mehr möglich ist. Bei kleinen Tumoren wird die Strahlentherapie manchmal statt einer Operation angewendet. Bevor Sie sich für eine alleinige Strahlentherapie entscheiden, denken Sie daran: Eine Operation stellt immer noch das sicherste Mittel zur Entfernung des Karzinoms dar! Genau wie bei der Chemotherapie können auch bei der Strahlentherapie gesunde Körperzellen vor allem von Haut, Darm und Blase mit geschädigt werden.

Zur Behandlung von Prostatakrebs kommen verschiedene Bestrahlungsmethoden in Frage. Es gibt die Möglichkeit, radioaktive Teilchen (sogenannte Seeds) in das von Krebs befallene Prostatagewebe einzupflanzen. Dies geschieht ohne Operation. Dies Verfahren wird als Radiospickung bezeichnet. Auch von außen kann die Prostata selbstverständlich bestrahlt werden. Diese Form der Strahlentherapie eignet sich besonders als Ergänzungsbehandlung nach einer Operation.

Ist die Krankheit schon so weit fortgeschritten, daß sich in den Knochen Metastasen, also Tochtergeschwülste, gebildet haben, so kann eine Strahlenbehandlung vorhandene Schmerzen lindern.

Sogar gegen die Schmerzen bei einer fortgeschrittenen Krebserkrankung der Vorsteherdrüse kann die Strahlenbehandlung helfen.

Medikamentöse Blockade der Testosteronproduktion

Testosteronblockade

Wie Sie schon wissen, ist es zur Behandlung von Prostatakrebs sinnvoll, die weitere Testosteronproduktion zu unterdrücken. Dies gelingt entweder durch die Entfernung der Hoden, manchmal aber auch durch Medikamente, die die Testosteronherstellung blockieren.

Testosteron fördert das Wachstum von Prostatakrebs, weshalb seine Produktion in manchen Fällen von Krebs gehemmt werden muß.

Die Folgen einer solchen Testosteronblockade sind dieselben wie bei der Hodenentfernung. Es kommt zu Impotenz und dem Verlust des Sexualtriebs. Einfacher und bequemer als die medikamentöse Blockade der Testosteronproduktion ist in jedem Fall die Entfernung der Hoden.

Was mit der Hormonblockade erreicht werden soll

Testosteron fördert – wie Sie im vorigen Kapitel erfahren haben – das Wachstum von bösartigen Geschwülsten. Die Hemmung des Hormons Testosteron wird vor allem im fortgeschrittenen Stadium des Prostatakrebses angewendet, wenn sich bereits Tochtergeschwülste (Metastasen) gebildet haben und eine operative Entfernung des Krebses nicht mehr oder nur noch eingeschränkt möglich ist. Mit dieser Behandlung soll versucht werden, das Wachstum des Karzinoms zu stoppen. Außerdem soll eine weitere Ausbreitung von Tochtergeschwülsten verhindert werden und damit das

Leben des Patienten verlängert und die Lebensqualität verbessert werden.

Welche Medikamente stoppen die Testosteronherstellung?

Zur medikamentösen Blockade der Testosteronproduktion werden bestimmte Präparate eingesetzt, die auf das Zwischenhirn einwirken. Das Zwischenhirn ist dafür verantwortlich, daß bestimmte Hormone vom Körper ausgeschüttet werden, die dafür sorgen, daß in den Hoden Testosteron produziert wird. Die Medikamente (sogenannte LH-RH-Analoga) blockieren die Freisetzung dieser Hormone, so daß in den Hoden kein Testosteron mehr gebildet wird. Unter Umständen müssen zusätzlich noch sogenannte Antiadrogene genommen werden, die bewirken, daß kein Testosteron mehr vom Prostatagewebe verarbeitet wird. Diese Blockade von Testosteron wird als chemische Kastration bezeichnet – dabei wird der Sexualtrieb meist vollkommen unterdrückt. Auch wenn Ihnen der Gedanke daran Probleme macht, denken Sie daran: Diese Behandlung kann Ihr Leben retten!

Auch wenn Ihnen der Gedanke an Impotenz mißfällt, lassen Sie Ihre Testosteronproduktion stoppen!

Die Einnahme der Medikamente

Die Medikamente müssen regelmäßig als Tabletten oder als Spritzen in ein- bis dreimonatigen Abständen verabreicht werden. Wenn Ihnen diese Prozedur zu lästig ist oder Sie dazu neigen, die Medikamenteneinnahme beziehungsweise -verabreichung zu vergessen, sollten Sie sich in jedem Fall für die Entfernung der Hoden entscheiden. Denn auch nach längerer Pause nehmen die Hoden die Testosteronproduktion wieder auf. Dies begünstigt das Krebswachstum, so daß die Krankheit erneut zum Ausbruch kommen kann oder weiter fortschreitet.

Mögliche Folgen der Krebsbehandlung

Risiken der Behandlung **Nach allen Arten der Prostatakrebsbehandlung und -operation kann es zu Impotenz kommen.**

Krebsbehandlungen der Prostata können unter anderem Impotenz und Inkontinenz nach sich ziehen. Es gibt jedoch noch eine Reihe anderer Ursachen für Impotenz, zum Beispiel kann sie durch bestimmte Medikamente ausgelöst werden.

Unter dem Verlust der Potenz versteht man den Verlust der Fähigkeit zum Geschlechtsverkehr. Zeugungsunfähigkeit ist eine weitere Folge fast aller Krebsoperationen. Aber auch zu Harninkontinenz (Blasenschwäche mit unkontrollierbarem Harnträufeln) kann es nach einer Krebsbehandlung kommen. Da Prostata und Enddarm sehr nah beieinander liegen, besteht vor allem bei der chirurgischen Operation auch die Gefahr einer Enddarmverletzung. Die Krebsbehandlung kann auch psychische Probleme nach sich ziehen.

Gründe der Impotenz durch Erektionsschwäche

Die Impotenz durch Erektionsschwäche kann viele Ursachen haben (zum Beispiel übermäßiger Alkoholkonsum oder Rauchen). Auch einige Medikamente können die Unfähigkeit, den Geschlechtsverkehr ausüben zu können, auslösen. Bei Krebsoperationen an der Vorsteherdrüse werden häufig die Nerven in Mitleidenschaft gezogen, die notwendig für eine Erektion des Gliedes sind. Dies kann leider nicht ausgeschlossen werden, da es wichtiger ist, die gesamte Krebsgeschwulst herauszuoperieren als die Potenz zu erhalten. Doch keine Angst! Selbst wenn Sie nach der Operation nicht mehr die Fähigkeit zur Erektion haben, gibt es Möglichkeiten, künstlich eine Gliedversteifung zu erreichen, so daß der Geschlechtsverkehr wieder ermöglicht wird. Hilfe bieten sogenannte Penisprothesen zur Gliedversteifung sowie die SKAT-Behandlung, die Schwellkörper-Autoinjektionstherapie, die leicht zu erlernen ist.

Medikamentöse Behandlung

Zunächst wird man versuchen, die Impotenz mit Hilfe von Medikamenten zu beheben. Dies gelingt jedoch nur, wenn die Nerven, die an der Prostata vorbeiführen, nicht verletzt wurden. Als Mittel bietet sich beispielsweise Yohimbin an, das gefäßerweiternde Wirkung hat und daher auf die Schwellkörper des Penis wirken kann, in denen sich bei einer Erektion das Blut staut.

Was ist eine Erektionsstütze?

Die sogenannte Erektionsstütze ist ein weiteres Mittel, bei Impotenz eine Gliedversteifung zu erreichen. Auch wenn die Nerven, die zur Erektion notwendig sind, bei der Prostataoperation geschädigt wurden, kann sie erfolgreich eingesetzt werden. Die Erektionsstütze erinnert an ein Kondom mit einem Schlauch an der Öffnung. Dieser Schlauch ist notwendig, um einen Unterdruck zu erzeugen, infolgedessen sich der Penis aufrichtet. Die Erektionsstütze wird wird leicht über die Spitze des Glieds gezogen, dann wird am Schlauch gesaugt, und der Penis rutscht durch den Unterdruck allmählich in die Erektionsvorrichtung hinein und richtet sich auf. Dann wird ein Ring über den Penisschaft gezogen, der das Nachlassen der Erektion verhindert. Erst wenn nach dem Geschlechtsverkehr der Ring vom Penis genommen wird, verschwindet die Erektion.

Was versteht man unter SKAT?

Als SKAT bezeichnet man das Einspritzen einer sogenannten gefäßaktiven Substanz in das Glied, die be-

Eine Erektion durch die SKAT-Behandlung, die nicht zurückgehen will, bezeichnet man als Priapismus. Es ist unbedingt notwendig, nach spätestens zwei Stunden Dauer-Erektion den Arzt aufzusuchen, sonst kann der Penis Schäden davontragen.

wirkt, daß Blut in die Schwellkörper des Penis schießt und das Glied versteift. Für eine geraume Zeit kann das Blut nicht abfließen, und der Penis bleibt steif. Der Patient lernt unter ärztlicher Aufsicht, wie er sich die Injektion zu setzen hat, so daß er sich den gefäßaktiven Stoff später allein spritzen kann.

Vor der Behandlung muß jedoch ein Test durchgeführt werden, um die richtige Dosis für eine ausreichend lange Erektion zu finden. Der Test wird nur mit vorheriger Einwilligung des Patienten durchgeführt, denn infolge der Einspritzung der gefäßaktiven Substanz kann es zu einer verlängerten Gliedversteifung kommen. Gefährlich wird es, wenn der Penis mehr als zwei Stunden lang erigiert bleibt – dann muß der Arzt ein Gegenmittel injizieren, sonst können die Schwellkörper des Penis geschädigt werden.

Die Flüssigkeit spritzt der Patient oder seine Partnerin im Liegen in sein Glied – dies hört sich unangenehmer an als es ist. Ein paar Vorschriften müssen beachtet werden: Beispielsweise darf die Injektion innerhalb von 24 Stunden nicht wiederholt werden, selbst wenn es nicht zu einer ausreichenden Erektion kommt; SKAT sollte nur zweimal in der Woche angewendet werden.

Die Penisprothese – Methode zur Gliedversteifung

Auch das Implantieren einer Penisprothese kann die Erektionsfähigkeit bei Impotenz zurückgeben. Am besten, Sie sprechen mit Ihrem Arzt über die verschiedenen Möglichkeiten zur Behebung der Impotenz.

Die Penisprothese ist ein doppelter Stab, der in den vorderen Teil des Gliedes eingesetzt wird. Dadurch wird das Glied versteift, und der Patient wird wieder in die Lage versetzt, den Geschlechtsverkehr auszuüben.

Der Eingriff, der zum Einsetzen der Prothese notwendig ist, dauert nicht lange und wird in der Regel unter örtlicher Betäubung durchgeführt. Sie brauchen nicht fürchten, daß die Penisprothese für jeden erkennbar ist. Selbst in der Badehose fällt sie wenig auf.

Der künstliche Schließmuskel

Wenn der Verschluß der Harnröhre nach einer Krebsoperation der Vorsteherdrüse nicht mehr intakt ist und es zu Blasenschwäche kommt, besteht als letztes die Möglichkeit einen künstlichen Schließmuskel einzusetzen. Diese Vorrichtung besteht aus einer kleinen hydraulischen Pumpe, einer Manschette zum Verschließen der Harnröhre sowie einem Ballon zur Druckregulierung. Die Manschette umschließt die Harnröhre, der Ballon sitzt etwas oberhalb der Blase und die Pumpe im Hodensack. Während der Phase der Blasenfüllung befindet sich Wasser in der Manschette und drückt die Harnröhre zu, so daß kein Urin abgehen kann. Ist es Zeit zur Harnentleerung, wird die Pumpe durch Knopfdruck aktiviert – der Bedienungsknopf kann durch die Haut ertastet werden. Das Wasser aus der Manschette wird in den Ballon oberhalb der Blase gepumpt, der Druck auf die Harnröhre läßt nach, und der Urin kann nach außen fließen. Die Flüssigkeit fließt schließlich von selbst zurück in die Manschette. Voraussetzung für die Operation ist, daß der Patient in der Lage ist, die Pumpe zu bedienen. Leider muß nach einer Wundinfektion die teure Prothese nicht selten wieder entfernt werden.

Ein künstlicher Schließmuskel sollte frühestens nach einem Jahr eingesetzt werden, bis dahin besteht die Chance einer Heilung der Inkontinenz durch Übungen (siehe S. 73).

Die drei Abbildungen zeigen, wie der künstliche Schließmuskel funktioniert. Durch eine mit Wasser gefüllte Manschette wird die Harnröhre zugedrückt, so daß der Urin in der Blase bleibt (1). Wird ein kleiner Knopf an der Pumpe bedient, öffnet sich die Manschette, das Wasser läuft in den Ballon und Urin kann abfließen (2). Nach kurzer Zeit fließt das Wasser zurück in die Manschette und drückt die Harnröhre wieder zu (3).

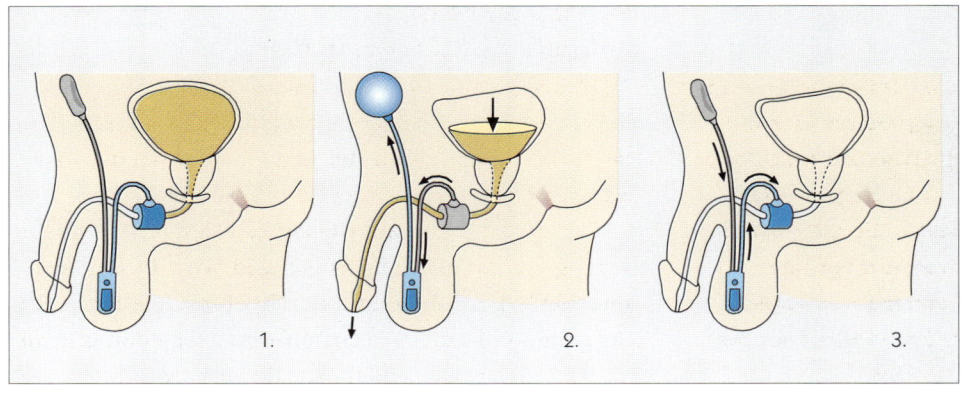

1. 2. 3.

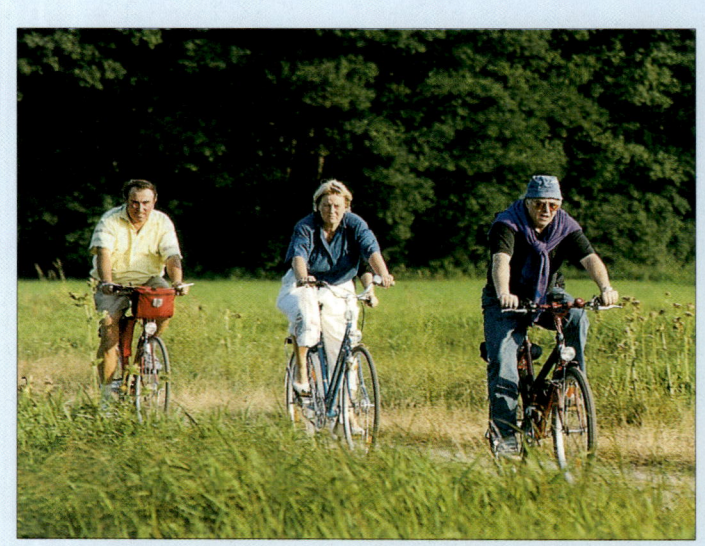

Was kann ich selbst tun?

Behandelt werden können Prostataleiden nur durch den Arzt. Sie können aber selbst einiges dazu beitragen, Erkrankungen der Prostata vorzubeugen. Außerdem haben Sie auch bei bereits bestehenden Prostataleiden die Möglichkeit, positiv auf Ihre Erkrankung einzuwirken. Das folgende Kapitel zeigt Ihnen, wie Sie den Erfolg der ärztlichen Behandlung steigern, Beschwerden lindern und damit ihr Wohlbefinden erheblich verbessern können. Außerdem gibt es Ihnen Ratschläge zu so wichtigen Themen wie Prostataleiden und Sexualität.

- Vorsorge 88
- Ernährung 90
- Trinken 94
- Wärme 100
- Sport 96
- Hilfe bei Inkontinenz 102
- Beruf 108
- Gesunde Lebensweise 98
- Sexualität 106
- Psychische Probleme 110

Sinnvolle Vorsorgeuntersuchungen

Vorsorge

Im Gegensatz zu den Frauen, von denen jede dritte die Krebsvorsorgeuntersuchungen beim Frauenarzt wahrnimmt, sind Männer wahre Vorsorgemuffel. Nur etwa zehn Prozent aller Männer nehmen an den Vorsorgeuntersuchungen zur Krebsfrüherkennung teil.

Männer gehen viel seltener zur Krebsvorsorge als Frauen. Deshalb werden viele Krebserkrankungen auch erst in einem späten Stadium entdeckt.

Dabei ist es wirklich wichtig, die von den Krankenkassen bezahlten Vorsorgeuntersuchungen ab dem 45. Lebensjahr wahrzunehmen, denn nur dadurch kann unter anderem der Prostatakrebs im Frühstadium entdeckt werden.

Bislang ist es leider der Fall, daß zwischen 60 und 70 Prozent der an Prostatakrebs Erkrankten erst zum Arzt gehen, wenn der Krebs nicht mehr völlig geheilt werden kann. Daher noch einmal der Appell: Nehmen Sie die Vorsorgeuntersuchungen unbedingt wahr!

Was bei der Vorsorge untersucht wird

Die Untersuchung, die für die Prostatakrebsvorsorge besonders wichtig ist, ist die rektale Tastuntersuchung, über die Sie im letzten Kapitel schon einiges erfahren haben. Die Tastuntersuchung kann am besten durchgeführt werden, wenn der Patient im Stehen oder im Knien den Oberkörper nach vorne beugt. Dann kann der Arzt die Prostata von hinten mit dem Finger gut abtasten. Leider kann auch bei dieser Vorsorgeuntersuchung ein Krebsknoten übersehen werden, denn vor allem wenn die Prostata groß und relativ weich ist, ist es nicht immer möglich, einen in der Tiefe liegenden Knoten zu fühlen. Die Vorderseite der Prostata kann ebenfalls nicht abgetastet werden.

Bei dieser Tastuntersuchung kann der Arzt außerdem noch den Enddarm nach Krebs absuchen. Auch dies ist sehr wichtig, da Darmkrebs zu den häufigsten Krebserkrankungen in Deutschland gehört. Außerdem kann er Hämorrhoiden oder Einrisse am After erkennen. Sie sehen also: Es lohnt sich in jedem Fall, die Vorsorge in Anspruch zu nehmen.

Ängstigen brauchen Sie sich vor der Untersuchung nicht – wenn Sie regelmäßig zur Vorsorge gehen, ist auch die Chance größer, eine Krebserkrankung der Prostata zu entdecken, solange sie noch relativ unproblematisch zu behandeln ist.

Viele Männer gehen aus Angst, die Diagnose Krebs gestellt zu bekommen, nicht zur Krebsvorsorgeuntersuchung der Prostata. Je eher eine Krebserkrankung jedoch entdeckt wird, um so besser sind die Heilungsaussichten und um so unkomplizierter ist auch eine Operation.

Wenn ein unklarer Befund vorliegt

Hat der Arzt einen Knoten oder eine andere Veränderung der Vorsteherdrüse ertastet, folgen auf die Tastuntersuchung weitere Untersuchungen, wie Sie im vorhergehenden Kapitel beschrieben wurden. Aber auch wenn es dem Arzt vielleicht aufgrund der Größe und Konsistenz der Vorsteherdrüse schwerfällt, sie richtig abzutasten, können weitergehende Untersuchungen eingeleitet werden.

Prostatakrebs in Deutschland und der Europäischen Union

- 1993 wurden 22 000 neue Fälle von Prostatakrebs in Deutschland entdeckt; 1990 waren es in der Europäischen Union 78 100 Fälle.
- An Prostatakrebs starben 1995 in Deutschland 11 900 Männer, in der EU 44 640 (1990).

Ernähren Sie sich gesund!

Ernährung Wie mittlerweile allgemein bekannt ist, hat die Ernährung Einfluß auf die Entstehung von Krankheiten. Besonders die fettreiche Ernährung in den westlichen Industriestaaten scheint auch Prostataleiden zu begünstigen.

Vermutlich leistet eine fettreiche Ernährung vor allem mit tierischen Fetten Erkrankungen der Prostata Vorschub.

Im Gegensatz dazu leiden Männer aus dem asiatischen Raum viel seltener an Erkrankungen der Prostata – gehen sie jedoch nach Europa oder in die USA und nehmen die dort herrschenden Ernährungsgewohnheiten an, so ist ihr Risiko, ein Prostataleiden zu entwickeln, genauso hoch wie das der europäischen und amerikanischen Männer.

Warum fettarme Nahrung wichtig ist

Die Nahrung in den westlichen Industrienationen ist in der Regel viel zu fettreich – vor allem tierische Fette werden in viel zu großem Maße aufgenommen. Vermutet wird, daß die fettreiche Ernährung Einfluß auf den Hormonhaushalt nimmt – und wie Sie wissen, wird die Prostatavergrößerung vermutlich durch Hormone, der Prostatakrebs mit Sicherheit durch das Sexualhormon Testosteron begünstigt. Die Nahrung in vielen asiatischen Staaten hingegen ist wesentlich fettärmer als in Europa und den USA, was ebenfalls darauf hindeutet, daß zuviel Fett in der Nahrung zur Entstehung von Prostataerkrankungen beiträgt. Auch nehmen beispielsweise Japaner weniger tierische, gesättigte Fettsäuren zu sich, sie bevorzugen pflanzliche Fette (Soja).

Tierische Fette enthalten zudem stets auch Cholesterin, einen fettähnlichen Stoff, der vom Körper selbst hergestellt wird. Cholesterin wird vom menschlichen Körper unter anderem für die Bildung von Hormonen verwendet, darunter auch für die Produktion von Sexualhormonen (Testosteron, Östrogen) durch die Nebennieren. Wahrscheinlich wird infolge einer übermäßigen Aufnahme von tierischen Fetten die Hormonproduktion gesteigert, was möglicherweise zur Entstehung von Prostataerkrankungen beiträgt.

Nicht nur, daß eine sehr fettreiche Kost ungesund ist, sie macht auch dick. Ein Gramm Fett enthält mit rund neun 9 Kalorien doppelt so viele Kalorien wie Kohlenhydrate und Eiweiß.

Die Fette in der Nahrung

Ernährungswissenschaftler raten dazu, daß höchstens 30 Prozent der Nahrung aus Fetten bestehen sollten. Ein Großteil der Fette sollte pflanzlicher Herkunft sein, da der Körper die sogenannten ungesättigten Fettsäuren, die in pflanzlichen Produkten enthalten sind, im Gegensatz zu den gesättigten Fettsäuren aus tierischer Kost nicht selbst herstellen kann. Besonders die Fettsäuren, die in Nüssen sowie Kürbiskernen zu finden sind, sollen dazu beitragen, die Vorsteherdrüse gesund zu erhalten.

Empfehlenswert ist es in jedem Fall, den Fleischkonsum zu verringern – am besten, Sie verzichten an drei bis fünf Tagen in der Woche auf Fleisch. Butter sollten Sie auch nur in Maßen zu sich nehmen; 20 Gramm pro Tag sind genug. Zum Braten sollten Sie statt tierischen Fetten wie Schmalz Pflanzenöl oder Diätmagarine verwenden, die mehr ungesättigte Fettsäuren enthalten. Am gesündesten sind kaltgepreßte, unraffinierte Öle.

Achten Sie auch auf die sogenannten versteckten Fette in der Nahrung – vor allem Fertiggerichte, Fertigsaucen, Tomatenketchup, Mayonnaise, viele Käsesorten sowie auch Backwaren enthalten mehr Fett, als man vielleicht meint.

Vitamine helfen bei der Krebsvorbeugung

Tagtäglich sind die Zellen unseres Körpers zahlreichen Angriffen ausgesetzt. Allein durch vollkommen natürliche Vorgänge wie die Atmung entstehen im Organismus jeden Tag sogenannte Freie Radikale. Dies sind kleinste Elementarteilchen (Moleküle), die im Gegensatz zu anderen Molekülen, die elektrisch neutral sind, eine negative Ladung besitzen, also ein Elektron zuviel haben. Elektronen sind Bestandteile des Moleküls und sind normalerweise in gleicher Anzahl wie andere Bestandteile des Moleküls, die Protonen, vorhanden. Die Freien Radikale sind nun auf der Suche nach einem anderen Molekül oder Atom, dem sie entweder ein Proton entreißen oder an das sie ihr Elektron abgeben können. Genau dies versuchen die Freien Radikale im menschlichen Körper, greifen dabei die Körperzellen an und schädigen sie, so daß Krebs entstehen kann.

Vitamine sind wichtig, weil sie die Körperzellen vor Beschädigung und damit vor Krebs schützen.

Bestimmte Vitamine, vor allem die Vitamine E und C, und Vitamin-A-ähnliche Stoffe wie das Betakarotin, die alle unter anderem in Gemüse vorkommen, heften sich an die Freien Radikale und machen sie unschädlich. Diese Vitamine – auch Antioxidantien genannt – tragen also dazu bei, dem Krebs, darunter auch dem Prostatakrebs vorzubeugen.

Es ist daher, wie Sie sich leicht vorstellen können, sinnvoll, vitaminreiche Lebensmittel wie Gemüse und Obst zu sich zu nehmen. Empfohlen wird, mindestens ein Drittel des täglich verzehrten Gemüses und Obsts möglichst frisch, das heißt nicht verarbeitet oder gekocht, zu sich zu nehmen. Nahrungsmittel, die viel Vitamin C enthalten, sind beispielsweise Zitrusfrüchte und grünes Gemüse. Vitamin E kommt vor allem in Nüssen, Broccoli, Eiern und Pflanzenölen vor. Zu den Lebensmitteln, die Betakarotin enthalten, gehören grünes Blattgemüse und natürlich Karotten.

Kohlenhydrate und Eiweiße

Eine ausgewogene Ernährung sollte außerdem zu ungefähr 60 Prozent aus Kohlenhydraten und zu etwa zehn Prozent aus Eiweißen bestehen. Kohlenhydrate sind vor allem in pflanzlichen Lebensmitteln enthalten. Zu den Kohlenhydraten gehören auch die sogenannten Ballaststoffe. Dies sind Bestandteile der Nahrung, die unverdaulich sind und fast unverändert vom Darm wieder ausgeschieden werden, dazu zählt zum Beispiel der Pflanzenbestandteil Zellulose. Ballaststoffe wirken sättigend und beugen unter anderem Darmkrebs vor, weil sie die Darmpassage der Nahrung beschleunigen und Giftstoffe aus den Lebensmitteln nur kurze Zeit auf den Körper einwirken können. Eiweiße sind in Hülsenfrüchten und tierischen Produkten enthalten.

Ballaststoffe sind vor allem in Gemüse und Obst, aber auch in Getreidekörnern (Vollkornprodukte) enthalten.

Tips für eine prostatafreundliche Ernährung

- Essen Sie möglichst wenig Fleisch, Wurst und Hartkäse; legen Sie drei- bis fünfmal die Woche einen fleischlosen Tag ein.
- Stellen Sie Ihre Nahrung so zusammen, daß sie nur zu 30 % aus Fett besteht.
- Ziehen Sie pflanzliche Fette den tierischen Fetten vor.
- Essen Sie Nüsse und Kürbiskerne.
- Essen Sie viel frisches Obst und Gemüse.
- Nehmen Sie genügend Ballaststoffe zu sich.
- Falls Sie den Vitaminbedarf nicht über das Essen decken, nehmen Sie Vitaminpräparate (vor allem Vitamin E und C).
- Vermeiden Sie Weißmehlprodukte und den regelmäßigen Genuß von Süßigkeiten.

Die Umstellung auf eine gesunde Ernährungsweise kostet zwar viel Geduld, aber es lohnt sich! Vor allem Sojaprodukte sollten reichlich aufgenommen werden (Tofu). Fast-Food-Produkte hingegen eignen sich nicht für eine gesunde Ernährung. Auch in den Kantinen ist es schwierig, die richtige Auswahl zu treffen. Hier sind vor allem stark gesalzene oder gesüßte Speisen zu meiden.

Die richtige Trinkmenge

Trinken

Vielleicht haben Sie sich wegen der Probleme beim Wasserlassen, die mit den meisten Prostataleiden einhergehen, schon einmal gefragt, ob Sie weniger Flüssigkeit zu sich nehmen sollten.

Weniger trinken als sonst sollten Sie auch bei einer Prostataerkrankung nicht, denn eine ausreichende Trinkmenge ist für den Körper lebensnotwendig.

Durch eine geringere Trinkmenge werden Sie die Probleme wie häufigen Harndrang oder mehrmaliges, nächtliches Wasserlassen jedoch nicht in den Griff bekommen – dies gelingt nur durch eine Behandlung des Grundleidens, nämlich der Prostataerkrankung. Wenn man zuwenig Flüssigkeit zu sich nimmt, besteht zudem die Gefahr, daß es durch Überbelastung der Nieren zu weiteren gesundheitlichen Problemen kommt, beispielsweise erhöht sich das Risiko, Blasensteine zu bekommen. Denn es wird weniger Urin von den Nieren produziert, der wesentlich stärker konzentriert ist, so daß leichter Ablagerungen im Harn entstehen. Auch bei Blasen- und Harnröhrenentzündungen ist es wichtig, viel zu trinken, denn dadurch werden die Krankheitskeime besser ausgeschwemmt und können sich nicht so leicht vermehren.

Wieviel Flüssigkeit sollte man zu sich nehmen?

Der Körper eines Mannes besteht zu ungefähr 60 Prozent aus Wasser – Sie können sich sicher vorstellen, daß Wasser daher das wichtigste Lebensmittel ist, um alle Körperfunktionen aufrechtzuerhalten. Täglich müssen etwa 2,5 Liter Wasser durch Nahrung und Getränke aufgenommen werden; bei besonders hohen Temperaturen muß dem Körper natürlich mehr Flüssigkeit zugeführt werden, da er auch mehr durch Schwitzen verliert. Die eben genannten 2,5 Liter Flüssigkeit sollten Sie in jedem Fall zu sich nehmen, selbst wenn Sie unter häufigem Harndrang leiden. Nur wenn Ihr Arzt anordnet, daß Sie weniger trinken sollen, sollten Sie sich nach seinen Anweisungen richten. Achten Sie auf Ihre Urinausscheidung – es sollten etwa 1,5 Liter pro Tag produziert werden.

Auf welche Getränke verzichtet werden sollte

Bestimmte Getränke regen die Blasentätigkeit an – sie wirken harntreibend. Auf diese Getränke sollten Sie weitmöglichst verzichten, wenn Sie unter häufigem Harndrang leiden. Sollte bei Ihnen jedoch eine Harnwegsentzündung vorliegen, kann es sinnvoll sein, harntreibende Getränke zu sich zu nehmen, denn je häufiger der Urin ausgeschieden wird, um so weniger Krankheitserreger verbleiben in Harnblase und Harnröhre.

Zu den harntreibenden Getränken gehören eine Reihe verschiedener Teesorten, beispielsweise schwarzer Tee. Auch Kaffee wirkt – wie Sie bestimmt wissen – harntreibend. Sogar manche Mineralwässer – in der Regel spezielle Heilwässer – können harntreibende Wirkung haben. Auf alkoholische Getränke, die oft häufigen Harndrang auslösen, sollten Sie bei Prostataerkrankungen verzichten. Gefährlich sind auch kalte Getränke.

Tips gegen den nächtlichen Harndrang

Wenn Sie wissen, daß Sie nachts sehr häufig zur Toilette müssen, sollten Sie abends weniger trinken. Sie werden sehen: Sie verspüren nachts dann nicht mehr so häufig Harndrang. Vor allem auf einen alkoholischen Schlummertrunk sollte verzichtet werden, denn verschiedene Alkoholika reizen die Blase.

Nehmen Sie keine Getränke zu sich, die kalt sind oder harntreibende Wirkung haben – es sei denn, Sie leiden unter einer Entzündung der Harnwege. In diesem Fall können harntreibende Getränke sinnvoll sein.

Wenn trotz Behandlung der nächtliche Harndrang öfter als zwei- bis dreimal auftritt, muß an eine Operation gedacht werden. Zuerst muß die Herzfunktion überprüft werden, da auch daran die Ursache der nächtlichen Störungen liegen kann.

Bewegung ist wichtig!

Sport — Die meisten Menschen sitzen viel zuviel und bewegen sich zuwenig. Vor allem Prostatakranke sollten darauf achten, genug Bewegung zu bekommen.

Gehören Sie auch zu den Menschen, die viel sitzen? Für Prostatakranke ist zu häufiges Sitzen gar nicht so gesund, denn durch die Körperhaltung beim Sitzen wird die Prostata weniger durchblutet. Verschaffen Sie Ihrer Vorsteherdrüse eine bessere Blutversorgung und ein wenig Entlastung, indem Sie sich etwas mehr bewegen!

Da die meisten Prostataleiden mit fortgeschrittenen Lebensjahren auftreten, ist davon auszugehen, daß sie die Folge von körperlichen Veränderungen im Alter sind. Kann der Organismus durch gezielte Maßnahmen fit gehalten werden, ist es eventuell möglich, Prostataerkrankungen vorzubeugen oder hinauszuzögern. Zu den Möglichkeiten, den Körper fit zu halten, gehört die regelmäßige Bewegung.

Außerdem kann zuwenig Bewegung zur Entstehung von Darmverstopfung beitragen. Da sich der Enddarm in direkter Nachbarschaft der Prostata befindet, kann eine bereits angegriffene oder vergrößerte Vorsteherdrüse durch Verstopfung noch stärker gereizt werden.

Welche Sportart ist die richtige?

Welche Sportart Sie ausüben wollen, bleibt ganz Ihnen überlassen, denn eine spezielle Prostatagymnastik, mit der die Vorsteherdrüse gestärkt wird, gibt es nicht. Sie sollten jedoch darauf achten, daß Sie sich für eine Sportart entscheiden, die Sie in Ihrem Alter ohne größere Probleme durchführen können – Hochleistungssport oder besonders artistische Sportarten kommen daher nicht in Frage –, vor allem dann nicht, wenn Sie bereits längere Zeit keinen Sport getrieben haben. Suchen Sie sich lieber eine Ausdauersportart, bei der viele Muskelgruppen trainiert werden. Wenn Sie bereits unter einer Prostataerkrankung leiden, sollten Sie auch nicht zu lange und ausdauernd radfahren. Vor allem Rennradsättel können ungünstig auf die Vorsteherdrüse drücken und die Erkrankung durch mechanische Reizung noch verschlimmern.

Als Sportarten bieten sich beispielsweise Jogging, Schwimmen oder Gymnastik an. Wenn Sie gern möchten, können Sie aber auch eine Kampfsportart wie Karate erlernen. Beim Kampfsporttraining werden erstens fast alle Muskelgruppen beansprucht und zweitens können Kampfsportarten in der Regel bis ins hohe Alter ausgeübt werden. Möglicherweise halten Sie sich jedoch lieber in der Natur auf, wenn Sie sich bewegen. In diesem Fall bieten sich regelmäßige Spaziergänge an fünf bis sechs Tagen in der Woche von mindestens einer, besser zwei bis drei Stunden an.

Bewegung hilft, den Körper auch im Alter fit und gesund zu halten.

Bewegen ja, aber wie oft und wie lange?

Wenn Sie gerade erst wieder mit regelmäßigem Sport beginnen, sollten Sie sich in keinem Fall überfordern. Fangen Sie lieber langsam an! Vor allem ist es sinnvoller, mehrere Male in der Woche jeweils eine kürzere Zeitlang zu trainieren, als einmal ein Mammutprogramm zu absolvieren, von dem man sich den Rest der Woche erholen muß.

Wenn Sie anfangs etwa dreimal die Woche eine Viertelstunde lang Sport treiben, reicht das zunächst völlig aus. Nach und nach können Sie sich dann steigern. Versuchen Sie jedoch in jedem Fall, zwei- bis dreimal die Woche jeweils mindestens eine halbe Stunde lang zu trainieren. An den anderen Tagen sollten Sie zumindest einmal täglich ein wenig ins Schwitzen geraten. Erledigen Sie kleinere Einkäufe zu Fuß statt mit dem Auto, oder nehmen Sie die Treppe statt den Aufzug!

Autofahren ist der große Feind der Prostata. Lassen Sie Ihren Wagen möglichst oft stehen, und erledigen Sie alle Besorgungen in zwei bis drei Kilometer Entfernung zu Fuß. Vermeiden Sie alle unnötigen Privat- oder Sonntagsfahrten.

Achten Sie auf Ihre Lebensweise!

Gesunde Lebensweise

Es gibt eine Reihe von Gewohnheiten, die nicht nur für die Prostata, sondern für den gesamten Organismus schädlich sind. Auf sie sollte möglichst verzichtet werden.

Zu den größten Risiken für die Gesundheit zählt – Sie können es sich schon denken – das Rauchen. Unter anderem begünstigt das Rauchen die Entstehung von Krebserkrankungen und Impotenz.

Mit dem Rauchen aufhören – ein Gewinn für die Gesundheit

Rauchen ist nicht nur an der Entstehung zahlreicher gefährlicher Erkrankungen, darunter natürlich Lungen-, aber auch Blasen- und Prostatakrebs, beteiligt, auch Potenzstörungen treten als Folge des Rauchens auf. Die durchschnittliche Lebenserwartung von Rauchern liegt zudem sechs bis zehn Jahre unter der Lebenserwartung der Nichtraucher. Oft erholt sich der Organismus von Rauchern nach einer Operation oder einer anderen belastenden Behandlung nicht so rasch wie der eines Nichtrauchers. Machen Sie sich daher eines klar: Je eher Sie das Rauchen aufgeben, desto besser.

Sie tun Ihrem Körper einen großen Gefallen, wenn Sie nicht mehr rauchen. Beispielsweise können Sie innerhalb von einem Monat nach Aufgabe des Rauchens damit rechnen, weniger Probleme mit der Versteifung des Penis zu haben. Falls Sie Probleme haben, allein mit dem Rauchen aufzuhören, wenden Sie sich an

Es gibt viele Möglichkeiten, mit dem Rauchen aufzuhören. Sie können statt zur Zigarette zunächst zu Nikotinkaugummis greifen. Auch ein Nikotinpflaster auf dem Körper oder Sprays können Ihnen helfen, die schlimmsten Entzugserscheinungen zu überstehen. Vielleicht gelingt es Ihnen auch am besten, in einer Gruppe gemeinsam mit anderen das Rauchen aufzugeben.

Ihre Krankenkasse. Deren Mitarbeiter können Ihnen sicher mitteilen, wo und wann in Ihrer Nähe ein Nichtraucherkursus stattfindet, bei dem Sie gemeinsam mit anderen lernen, auf die Zigarette zu verzichten.

Gefährliches Gift Alkohol
Alkohol ist die einzige bewußtseinsverändernde Droge in Deutschland, deren Verkauf erlaubt ist. Übermäßiger Alkoholkonsum führt, wie Sie sich vorstellen können, zu zahlreichen körperlichen Schäden. Beispielsweise kann Alkohol Potenzstörungen auslösen, es wird aber auch vermutet, daß überreichlicher Alkoholgenuß an der Entstehung von Krebserkrankungen beteiligt ist.

Wenn Sie unter einer Prostataerkrankung leiden, sollten Sie weitgehend auf das Trinken von Alkohol verzichten. Die meisten alkoholischen Getränke verschlimmern die Beschwerden, die bei einer Prostataerkrankung auftreten (eine Flasche Wein oder zwei Liter Bier pro Woche sind jedoch unbedenklich).

Das Aufgeben des Rauchens ist nur durch eine entsprechende Motivation möglich. Nehmen Sie sich daher ernsthaft vor, Ihrer Gesundheit zuliebe mit dem Rauchen aufzuhören. Denken Sie an die schrecklichen Folgen wie Lungenkrebs, Herzinfarkt oder Schlaganfall, die Sie sich ersparen können.

Streß schwächt das Immunsystem
Übermäßige psychische oder körperliche Belastungen können ebenfalls Erkrankungen auslösen oder verschlimmern. Durch Streß wird nämlich das körpereigene Abwehrsystem geschwächt, so daß der Organismus anfälliger für Krankheiten wird. Man vermutet, daß Streß sogar die Entstehung von Krebs begünstigt.

Wie Sie wissen, gibt es zudem Erkrankungen wie die Prostatopathie, die auf Überbelastung zurückzuführen sind. Versuchen Sie daher, so gut wie möglich Streß zu vermeiden. Sagen Sie auch einmal nein, wenn Sie meinen, eine Situation nicht bewältigen zu können. Hilfreich kann es sein, eine Entspannungstechnik zu erlernen, um mit Streß besser klarzukommen. Auch Bewegung kann dabei helfen, Streß abzureagieren.

Wärme und Bäder – gut für die Prostata

Wärme

Gegen die Beschwerden bei Prostataentzündung, Prostatopathie sowie bei der Altersprostata ist Wärme äußerst hilfreich. Vermieden werden sollte jede Auskühlung des Unterleibs, zum Beispiel durch kaltes Sitzen.

Verzichten Sie auf Sportarten, bei denen Sie leicht auskühlen – dazu gehört zum Beispiel das Liftfahren beim Skifahren. Auch das Motorradfahren sollten Sie bei einer Prostataerkrankung lieber bleiben lassen.

Ziehen Sie sich in jedem Fall warm an, wenn Sie ein Prostataleiden haben. Besonders bei kühlen Außentemperaturen passiert es oft, daß man sich zu dünn anzieht, was die Beschwerden bei den eben genannten Prostataerkrankungen verstärkt. Aufpassen sollten Sie auch, wenn Sie bei einer Tätigkeit oder beim Sport sehr geschwitzt haben und danach rasch auskühlen. Auch das ist Ihrer Gesundheit nicht gerade förderlich.

Das Heilmittel Wasser

Vor allem bei Beschwerden wie häufigem Harndrang und verzögertem Wasserlassen hilft warmes Wasser. Sie können zum Beispiel wechselwarme Duschen durchführen, das heißt, sie ändern zwischendurch die Wassertemperatur. Sie müssen nur darauf achten, kein kaltes Wasser zu verwenden. In vielen Fällen tun bereits warme Fußbäder gut, in anderen Fällen verschaffen Sitzbäder mit Zusätzen von Heublumen oder Ackerschachtelhalm eine Linderung der Beschwerden.

Andere Möglichkeiten der Wärmezufuhr

Sie können natürlich auch in die Sauna gehen, wenn Sie es möchten. Allerdings sollten Sie auf das kalte Bad oder die kalte Dusche nach dem Saunagang verzichten. Dies tut Ihrer Prostata nicht gut. Achten Sie jedoch unbedingt auf Ihren Kreislauf. Wenn warme oder heiße Bäder sowie die Sauna Ihren Kreislauf zu sehr belasten – wenn Ihnen zum Beispiel schwindelig wird – sollten Sie in jedem Fall darauf verzichten.

Sie haben natürlich auch die Möglichkeit, warme Packungen auf Ihren Unterleib aufzulegen. Besonders bieten sich dazu Heublumen- oder Moorpackungen an. Fangopackungen für die Anwendung zu Hause sind ebenfalls erhältlich. Im Bett helfen Heizdecken und Heizkissen, vor allem aber die gute, alte Wärmflasche, die Sie sofort entfernen sollten, wenn sie abgekühlt ist.

Für kalte Autositze empfehlen sich Heizdecken; Sie können natürlich auch Heizdecken in Ihr Bett legen. Im Sanitätsgeschäft gibt es sogar spezielle Prostatawärmer – dies ist eine Art Binde, die im Schritt getragen wird. Schwimmen gehen können Sie zwar, doch sollten Sie darauf achten, daß das Wasser nicht zu kalt ist – am besten ist es, Sie suchen ein Thermalbad mit warmer Wassertemperatur auf und ziehen sofort nach dem Baden die nasse Kleidung aus und etwas Trockenes an, damit Sie nicht auskühlen. Bei warmen Temperaturen können Sie natürlich ein Sonnenbad nehmen.

Wärme lindert in der Regel die Beschwerden, die bei Prostataerkrankungen auftreten.

Achten Sie auch auf richtiges Sitzen

Vor allem bei der Prostataentzündung kann die mechanische Reizung der Vorsteherdrüse Beschwerden verursachen. Besonders durch längeres Sitzen können sich Prostatabeschwerden verstärken, da in der Sitzposition auf den Unterleib und auf die Prostata Druck ausgeübt wird. Es gibt spezielle Kissen mit einem Loch in der Mitte, die diesen Druck auf die Vorsteherdrüse verringern. Falls Sie viel sitzen müssen, sollten Sie die Anschaffung eines solchen Kissens in Erwägung ziehen.

Was bei Harninkontinenz zu tun ist

Hilfe bei Inkontinenz

Wie Sie wissen, kann es infolge der Schädigung des Schließmuskels zum Beispiel durch die Altersprostata zu Harninkontinenz kommen. Blasenschwäche kann aber auch die Folge von Schlaganfall, Altersschwäche oder seltener einer Prostataoperation sein.

Es gibt eine Reihe von Hilfsmitteln, die helfen, daß die Blasenschwäche von anderen Personen nicht bemerkt wird und Sie sich wohl fühlen können. Unter den verschiedenen Hilfsmitteln werden Sie sicherlich auch das richtige finden!

Den meisten Menschen ist es äußerst unangenehm, wenn sie unwillkürlich Urin verlieren. Viele trauen sich nicht mehr aus dem Haus aus Angst, andere könnten ihr Leiden bemerken. Mit modernen Inkontinenzhilfsmitteln ist diese Gefahr jedoch nicht mehr gegeben. Es gibt eine ganze Reihe von Maßnahmen, die Sie ergreifen können, wenn Sie vorübergehend oder dauerhaft unter Harninkontinenz leiden, so daß Sie auch unbesorgt das Haus verlassen und sich unter Leute begeben können.

Was sind Einlagen oder Inkontinenz-Slips

Zu den Inkontinenz-Hilfsmitteln, die den Urin direkt am Körper auffangen, gehören die sogenannten Einlagen oder Inkontinenz-Slips. Sie können unsichtbar unter der Kleidung getragen werden, saugen den austretenden Urin auf und verhindern, daß die Kleidung eingenäßt wird. Einlagen werden in die normale Unterwäsche eingelegt, Inkontinenz-Slips sind Windelhosen, die mit Klebestreifen verschlossen werden. Wenn Sie nur unter einer leichten Blasenschwäche leiden – wenn Urin zum

Beispiel nur abgeht, wenn Sie husten müssen oder schwer heben, sind Einlagen in jedem Fall ausreichend. Die Einlagen sind in verschiedenen Größen erhältlich, so daß sie nach der Schwere der Inkontinenz gewählt werden können. Inkontinenz-Slips werden in der Regel bei schwerer Inkontinenz verwendet. Sie sind jedoch auch nützlich, wenn man längere Zeit unterwegs ist.

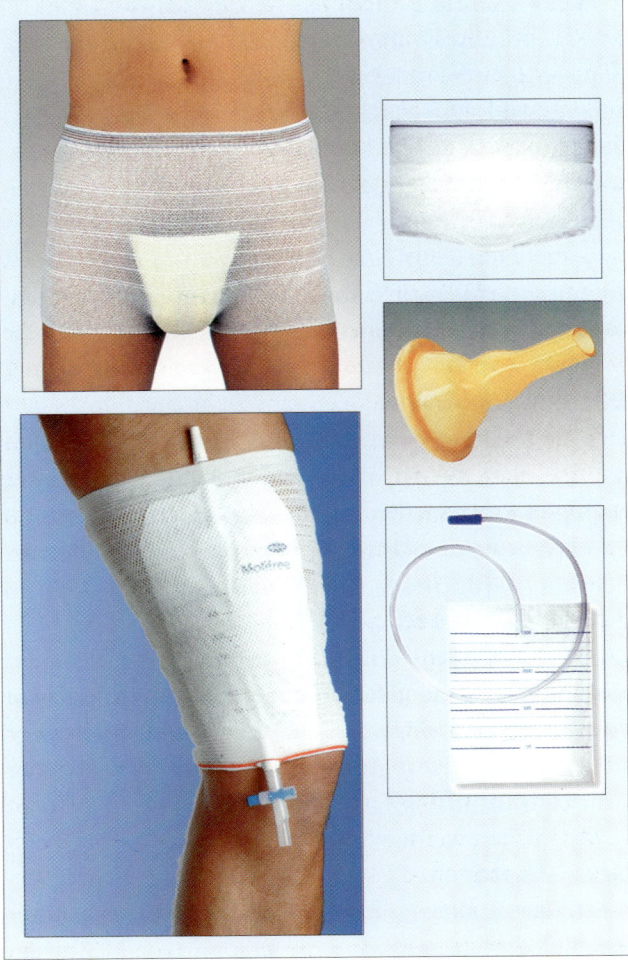

Die Abbildungen zeigen verschiedene Inkontinenz-Hilfsmittel. In spezielle hochelastische, weitmaschige Netzhöschen (Abb. oben rechts) wird die Inkontinenz-Einlage. eingelegt. Durch ihre Taschenform paßt sie sich genau der männlichen Anatomie an (Abb. oben links). Mit einem Kondom-Urinal (Abb. Mitte rechts) wird über einen Schlauch der Harn diskret in den Beinbeutel (Abb. unten links) geleitet. Für die Nacht gibt es einen Beutel, der am Bett befestigt werden kann (Abb. unten rechts).

Was bei der Auswahl einer Einlage oder eines Slips zu beachten ist

Es gibt eine Reihe von Herstellern, die die sogenannten aufsaugenden Hilfsmittel wie Einlagen oder Inkontinenz-Slips anbieten. Sie müssen ausprobieren, welches Hilfsmittel für Sie am angenehmsten zu tragen ist – fordern Sie vom Hersteller eine Probe an, oder lassen Sie sich vom Apotheker oder im Sanitätshaus beraten.

Die Einlage oder der Inkontinenz-Slip, die oder den Sie wählen, sollte weder zu groß noch zu klein sein.

Ganz wichtig ist, daß Sie sich mit dem Hilfsmittel wohl und sicher fühlen. Auch sollte es unter der Kleidung unsichtbar sein. Selbstverständlich muß es dem Schweregrad Ihrer Blasenschwäche angepaßt sein – eine zu kleine Einlage muß zu oft gewechselt werden, während eine zu große Einlage vielleicht zu selten getauscht wird. Bitte entscheiden Sie sich nicht aus Bequemlichkeit für ein zu großes Hilfsmittel. Wird es zu lange getragen, können Hautirritationen auftreten, auch die Gefahr von Infektionen ist erhöht.

Das Kondom-Urinal

Viele Männer bevorzugen ableitende Inkontinenz-Hilfsmittel wie das Kondom-Urinal gegenüber aufsaugenden Hilfsmitteln wie Einlagen. Nicht alle Patienten kommen jedoch damit zurecht; sie müssen dann auf die anderen Hilfsmittel zurückgreifen.

Wie ein Präservativ wird das sogenannte Kondom-Urinal über den Penis gestreift. Im Gegensatz zu einem richtigen Kondom hat das Urinal jedoch am unteren Ende eine weitere Öffnung, an der ein Ablaufschlauch befestigt wird. Dieser leitet den abgehenden Urin in einen Beutel, der mit einer Manschette am Bein befestigt ist. Der Urin wird somit sicher und für andere unsichtbar aufgefangen. Damit das Kondom-Urinal nicht verrutscht, wird es mit einem hautfreundlichen Klebstoff am Penis befestigt. Haben Sie keine Angst, daß der Urin zurückläuft. Dies ist nicht möglich.

Der Katheter

Ein Dauerkatheter zur Urinableitung kann meist nur eine begrenzte Zeit verwendet werden, vor allem wenn er über die Harnröhre in die Blase führt. Es kann sonst leicht zu Entzündungen der Harnröhre kommen. Ein Katheter, der eine geraume Zeit liegt, ist allerdings bei der Prostatavergrößerung manchmal notwendig, wenn sich der Urin bis zu den Nieren zurückstaut, weil er nicht mehr richtig abfließen kann.

Es gibt auch die Möglichkeit, einen Katheter nur zur Blasenentleerung einzuführen und ihn anschließend wieder zu entfernen. Dies bezeichnet man als intermittierende Katheterisierung. Der Katheter kann vom Patienten selbst eingeführt werden, wenn dieser dazu in der Lage ist. Jedoch muß das Einführen des Katheters unter Aufsicht des Arztes erlernt werden, um Verletzungen an der Harnröhre zu vermeiden. Auch müssen bestimmte Hygienevorschriften bei der Einführung des Katheters beachtet werden, damit es nicht zu Entzündungen kommt. Die beste Dauerlösung ist ein Unterbauch-Katheter, der wenig stört und leicht gepflegt werden kann. Er kann auch an einen Urinauffangbeutel angeschlossen werden.

Penoring und Inkontinenz-Klemme

Der Penoring und die Inkontinenz-Klemme arbeiten beide nach demselben Prinzip: Sie klemmen die Harnröhre von außen ab, damit kein Urin austreten kann. Der Penoring ist ein kleiner Ring oder eine Manschette mit einem aufblasbaren Druckpolster. Er wird über den Penis gestreift, und das Druckpolster wird aufgeblasen. Dadurch verschließt dies Hilfsmittel die Harnröhre.

Die Inkontinenzklemme ist eine Klemme mit Schaumgummi im Innenbereich, die um den Penis gelegt wird und ebenfalls die Harnröhre verschließt.

Sowohl der Penoring als auch die Inkontinenz-Klemme dürfen nur eine kurze Zeitlang getragen werden, damit es nicht zu Verletzungen am Glied kommt.

Penoring und Inkontinenz-Klemme sind nur für den kurzzeitigen Gebrauch gedacht – für Situationen, in denen ein anderes Hilfsmittel nicht benutzt werden kann, zum Beispiel beim Schwimmen.

Sexualität und Prostataerkrankungen

Sexualität Prostataleiden können – wie Sie wissen – Störungen des Sexuallebens hervorrufen. Viele davon sind organisch bedingt und können durch Behandlung des Grundleidens behoben werden.

Prostataleiden treten verstärkt in einem Alter auf, in dem das Interesse an der Sexualität und die Potenz in der Regel naturgemäß etwas zurückgehen. Mit den meisten Prostataleiden ist es jedoch möglich, auch weiterhin eine befriedigende Sexualität zu erleben – auch wenn es nicht mehr so häufig zum Geschlechtsverkehr kommt.

Allerdings gibt es auch eine Reihe von Potenzstörungen, die psychischen Ursprungs sind, zum Beispiel der vorzeitige Samenerguß. Diese Probleme bedürfen zum Teil der psychologischen Behandlung. Operationen der Prostata – vor allem Krebsoperationen – bergen zudem die Gefahr, die Fähigkeit zur Gliedversteifung zu verlieren. Dies Problem kann jedoch medizinisch behoben werden, zum Beispiel medikamentös oder durch das Einsetzen einer Penisprothese (siehe Seite 82–85). Falls eine Krebserkrankung außerdem durch Entzug des männlichen Sexualhormons Testosteron behandelt wird, schwindet auch der Sexualtrieb.

Ist Geschlechtsverkehr bei Prostataleiden möglich?

Selbstverständlich können Sie sowohl bei bestehenden Prostataerkrankungen sowie nach der Behandlung von Prostataleiden den Geschlechtsverkehr vollziehen. Nur bei der akuten oder der chronischen, bakteriell bedingten Prostatitis sollten Sie den Geschlechtsverkehr zunächst auf das Notwendigste beschränken, solange Sie noch größere Beschwerden haben. Zudem sollten

Sie bei diesen Erkrankungen ein Kondom benutzen, um Ihren Partner nicht mit Krankheitskeimen zu infizieren. Der Arzt muß feststellen, ob eine Partnerbehandlung nötig ist, um eine Rückinfektion zu vermeiden.

Nach Prostataoperationen dauert es – wie Sie sich vorstellen können – eine gewisse Zeit, bis Sie wieder in der Lage sind, den Geschlechtsverkehr durchzuführen. Die Operationswunde muß zunächst einmal verheilen, und Sie müssen sich von der Operation erholen. Die Ausschälung der Altersprostata durch die transurethrale Prostatektomie beeinflußt die Erektionsfähigkeit und den Sexualtrieb wenig – nach der Behandlung sind Sie meist genauso potent wie vorher. Eine Einschränkung besteht jedoch: Die Zeugungsfähigkeit geht bei den meisten Männern durch die Operation verloren, da es häufig zur retrograden Ejakulation kommt, das heißt, der Samen ergießt sich nicht nach außen, sondern wird in die Blase geleitet. Nach Prostatakrebsoperationen kann es zu Impotenz – zum Verlust der Erektionsfähigkeit – kommen, wenn das Nervengeflecht, das in der Nähe der Prostata liegt, bei der Operation geschädigt wurde. Dies läßt sich leider nicht ausschließen, denn vordringliche Aufgabe der Operation ist es, den Krebs zu entfernen und das Leben des Patienten zu retten.

Nehmen Sie sich mehr Zeit für die Sexualität – wenn es beispielsweise länger dauert, bis Sie eine Erektion bekommen, verlängern Sie das Vorspiel mit Ihrem Partner. Sie werden sehen: Die Sexualität kann auch Spaß machen, wenn die körperlichen Reaktionen im Gegensatz zu jüngeren Jahren verlangsamt sind.

Veränderte Sexualität

Manche Männer berichten nach der operativen Behandlung der Altersprostata, daß ihr sexuelles Empfinden nicht mehr so groß sei wie vor der Operation. Dies hat jedoch häufig seelische Ursachen – einige Patienten stören sich an dem fehlenden Samenerguß nach außen, andere können nicht glauben, daß die Behandlung keine Auswirkungen auf die Sexualität haben soll. Wenn die seelische Belastung groß ist, kann eine psychologische Behandlung sinnvoll sein.

Kann ich meinen Beruf noch ausüben?

Beruf Wenn eine Prostataerkrankung bereits zu einem Zeitpunkt auftritt, zu dem sich der Betroffene noch im Berufsleben befindet, stellt sich ihm häufig die Frage, ob er nach der Behandlung noch in der Lage ist, seinen Beruf auszuüben.

Während dies in der Regel nach Behandlung der Altersprostata mit TURP uneingeschränkt möglich ist, kann es infolge einer Krebserkrankung notwendig werden, zumindest zeitweise mit der Arbeit auszusetzen. Schließlich muß sich der Körper von der Operation ausreichend erholen – in vielen Fällen ist auch eine anschließende Kur unumgänglich.

Manche Berufe kommen nicht mehr in Frage

Nach einer Krebserkrankung der Prostata sind viele Patienten nicht mehr in der Lage, schwere körperliche Arbeiten auszuüben (auch bei erheblicher Prostatitis). Vor allem Tätigkeiten, bei denen man viel und schwer heben, sich häufig bücken oder viel Autofahren muß (LKW- und Taxifahren), kommen in der Regel nicht mehr in Frage. Im Gegensatz dazu ist es natürlich selbstverständlich möglich, eine Bürotätigkeit nach abgeschlossener Behandlung wieder aufzunehmen, wenn Sie sich dazu in der Lage fühlen.

Für viele Patienten ist es sehr wichtig, wieder in den Beruf zurückkehren zu können, um das Gefühl zu haben, auch nach einer Krebserkrankung ein ganz normales Leben führen zu können. Einer Reihe von Män-

Vielen Männern ist es ein Bedürfnis, nach ihrer Erkrankung in ihren Beruf zurückzukehren.

nern gibt die Tätigkeit die Bestätigung, wieder leistungsfähig zu sein und den Kampf gegen die Erkrankung erfolgreich aufgenommen zu haben. Verzweifeln Sie jedoch nicht, wenn es Ihnen nach der Krebserkrankung nicht mehr möglich sein sollte, Ihren alten Beruf auszuüben. Vielleicht gibt es eine andere Tätigkeit, die für Sie besser geeignet ist, oder die Möglichkeit, bei Ihrem alten Arbeitgeber in Teilzeit zu arbeiten.

Das leidige Geld

Seien Sie unbesorgt: Sie stehen bei einer länger andauernden Erkrankung nicht völlig mittellos da, auch wenn die Lohnfortzahlung des Arbeitgebers nach sechs Wochen ausläuft. Anschließend erhalten Sie Krankengeld in Höhe von 70% Ihres Bruttoarbeitslohns (Stand: Anfang 1997).

Kommt die Arbeit in Ihrem alten Beruf aus gesundheitlichen Gründen zunächst nicht in Frage, wird geprüft, ob es Möglichkeiten der beruflichen Rehabilitation gibt, die Sie dazu befähigen, doch auf Ihren alten Arbeitsplatz zurückzukehren. Falls dies in keinem Fall möglich ist, kann auch eine Umschulung in Erwägung gezogen werden, wenn Ihr Zustand es zuläßt.

Wenn Sie in Ihrem alten Beruf nicht mehr arbeiten können, sollten Sie vielleicht auch über eine Umschulung nachdenken.

In manchen Fällen wird auch eine zunächst zeitlich befristete Berufs- oder Erwerbsunfähigkeitsrente gezahlt, weil die Aufnahme einer Tätigkeit dem Patienten in absehbarer Zeit nicht zuzumuten ist. Während dieser Phase müssen Sie jedoch an Maßnahmen zur beruflichen Rehabilitation teilnehmen, damit Ihre Arbeitskraft möglichst wiederhergestellt wird. Die Dauer, für die die befristete Rente gezahlt wird, kann verlängert werden, wenn sich Ihr gesundheitlicher Zustand noch nicht verbessert hat. Ist klar, daß Ihre Arbeitskraft nicht wiederhergestellt werden kann, können Sie eine zeitlich unbefristete Rente beziehen.

Hilfe bei seelischen Problemen

Psychische Probleme Prostataerkrankungen können seelische Probleme nach sich ziehen. Vor allem Krebserkrankungen beeinträchtigen nicht nur den Körper, sondern auch die Psyche.

Oft ist bei Prostatakrebs die Angst da, nicht wieder richtig gesund zu werden. In vielen Fällen bereiten auch die Folgen einer Krebsbehandlung wie Impotenz oder Inkontinenz große seelische Schwierigkeiten. Ist die Krebserkrankung schon weit fortgeschritten, sind manche Kranke verständlicherweise hoffnungslos.

Das Gespräch mit anderen Betroffenen

Bei seelischen Problemen kann es sinnvoll sein, sich mit anderen Betroffenen auszutauschen. Eine gute Möglichkeit dazu bieten Selbsthilfegruppen, in denen sich Männer mit ähnlichen Problemen zusammenfinden. Lehnen Sie es nicht von vornherein ab, sich einer solchen Gruppe anzuschließen. Im Gespräch mit anderen Betroffenen erhalten Sie nicht nur Unterstützung, Sie können auch sicher sein, daß die anderen Verständnis für Ihre Schwierigkeiten aufbringen.

Zu den weiteren Pluspunkten einer Selbsthilfegruppe gehört es, daß Sie von den anderen Mitgliedern Tips erhalten, was Sie zum Beispiel gegen Potenzprobleme oder bei Inkontinenz tun können. Oft fehlt im Gespräch mit dem Arzt der Mut oder die Zeit, diese Schwierigkeiten detailliert zu erörtern. Einer Reihe von Männern hilft es bereits, das Gefühl zu haben, mit ihrer

In einer Selbsthilfegruppe treffen Sie auf Menschen, die Sie und Ihre Situation verstehen, da sie mit ähnlichen Problemen wie Sie zu kämpfen haben.

Krankheit nicht allein zu sein. Auch bei ganz konkreten Fragen, zum Beispiel hinsichtlich Rehabilitationsmöglichkeiten, kann Ihnen in der Selbsthilfegruppe geholfen werden.

Wenn Sie nicht wissen, wo Sie eine Selbsthilfegruppe in Ihrer Nähe finden, fragen Sie in der Klinik, in der Sie behandelt werden, nach Adressen von Selbsthilfegruppen. Sie können sich aber auch an eine der Adressen wenden, die Sie im nächsten Kapitel dieses Buches finden.

Professionelle psychologische Hilfe

Falls Sie das Gefühl haben, Sie werden mit Ihren Problemen allein nicht fertig, scheuen Sie sich nicht, die Hilfe eines Psychologen in Anspruch zu nehmen. Dies gilt insbesondere auch für die Patienten, die unter Prostatopathie leiden. Sprechen Sie zunächst mit Ihrem behandelnden Arzt über die Möglichkeit einer Psychotherapie. Vielleicht kennt dieser einen Psychologen, der mit Ihren Problemen vertraut ist. In jedem Fall kann er Sie jedoch an einen Psychologen überweisen.

Vielerorts herrscht noch immer die Meinung, daß die Menschen, die einen Psychologen aufsuchen, verrückt sind beziehungsweise daß ein richtiger Mann es nicht nötig hat, zu einem Psychologen zu gehen – er macht seine Probleme mit sich aus. Das ist natürlich nicht richtig. Sie gehen ja auch zum Arzt, wenn Sie körperliche Schmerzen haben; warum sollten Sie nicht auch einen Psychologen, im übertragenen Sinn einen Fachmann für seelische „Schmerzen" aufsuchen, wenn Sie eine Situation allein nicht mehr bewältigen können. Vor allem wenn sich die seelischen Probleme auf den Körper auswirken, es also zu organischen Beschwerden ohne körperliche Ursachen kommt, ist es erforderlich, sich in psychologische Behandlung zu begeben.

> Schämen Sie sich nicht, professionelle psychologische Hilfe in Anspruch zu nehmen, wenn Sie Ihre Krankheit seelisch allein nicht bewältigen können.

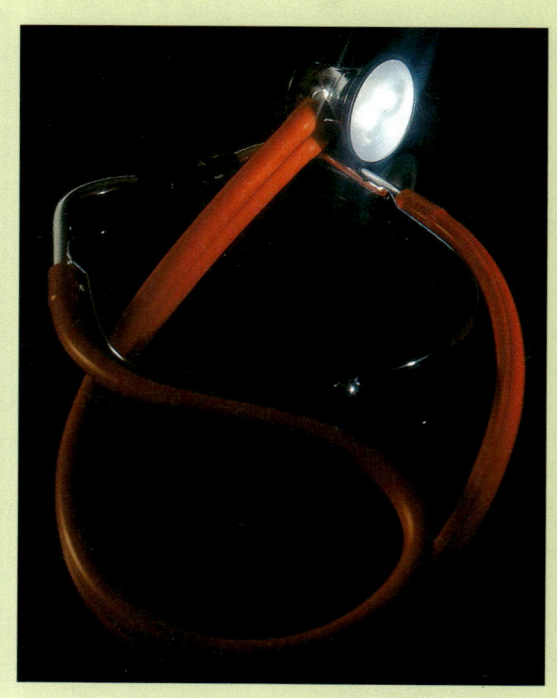

Die häufigsten Fragen bei Prostataleiden

Oft kommen bestimmte Fragen, die Patienten bei Prostataerkrankungen haben, im Klinikalltag oder beim Arzt zu kurz. Manchmal fällt dem Patienten aber auch erst zu Hause ein, was er noch wissen wollte. Im folgenden Kapitel finden Sie daher Antworten auf die häufigsten Fragen bei Prostataerkrankungen. Außerdem gibt Ihnen ein kleines Wörterbuch einen Überblick über die wichtigsten Fachbegriffe, die der Arzt bei Prostataerkrankungen verwendet.

Wächst die Altersprostata wieder nach, wenn sie operativ entfernt wurde?

Wenn die Altersprostata vollständig entfernt wurde, kann sie nicht mehr nachwachsen. Es kann aber passieren, daß sie wieder nachwächst, wenn nicht die gesamte Geschwulst entfernt wurde. Das kommt bei etwa einer von 200 Operationen vor. Die Geschwindigkeit, mit der die Altersprostata wächst, ist von Mann zu Mann verschieden. Generell kann man sagen, daß das Risiko, wieder Schwierigkeiten mit der Prostatavergrößerung zu bekommen, größer ist, je jünger der Mann und je größer die Geschwulst zum Zeitpunkt der Entfernung ist, aber nur wenn Reste der Geschwulst zurückbleiben. Ein versierter Operateur ist daher wichtig!

Allerdings gibt es Möglichkeiten, das erneute Wachstum zu verlangsamen, zum Beispiel durch die Einnahme von Naturheilmitteln wie Kürbiskernpräparaten.

Bleiben bei der Entfernung der Prostatageschwulst durch die Harnröhre Reste der Geschwulst zurück?

Es ist üblich, die Altersprostata vollständig zu entfernen. Nur so ist das Risiko gering, daß die Prostatageschwulst wieder nachwächst. Leider gibt es Operateure, denen es nicht immer gelingt, das gesamte Gewebe rückstandslos zu entfernen. Sie fürchten sich, die Prostata oder den äußeren Schließmuskel zu verletzen. Es muß ja auch darauf geachtet werden, daß die gesunde Vorsteherdrüse um die Geschwulst herum intakt bleibt, weil sie noch wichtige Aufgaben zu erfüllen hat. Wird der Schließmuskel verletzt, kann es zu Blasenschwäche kommen, weshalb ein guter Operateur vermeidet, ihn mit dem Resektoskop zu verletzen.

Sind Potenzstörungen immer auf die Prostata zurückzuführen?

Natürlich nicht. Es gibt die verschiedensten Gründe, warum es zu Potenzproblemen kommen kann. Zunächst einmal nimmt im Alter naturgemäß der Sexualtrieb ab – das ist völlig normal. Dies liegt unter anderem daran, daß im Alter von etwa 50 Jahren die Herstellung von Testosteron zurückgeht. Außerdem spielt die Aktivität des Partners eine wichtige Rolle – sie stimuliert oder bremst die Potenz des Mannes.

Auch eine Störung der Hirnanhangdrüse kann schuld an der verminderten Potenz sein, genauso Störungen der Schilddrüsenfunktion.

Die Ursache für die Abnahme der Potenz kann außerdem in einer Erkrankung der Blutgefäße liegen. Wenn nicht mehr genügend Blut in den Penis und die Schwellkörper gelangt, kommt es zu einer verminderten Erektionsfähigkeit. Meist ist die im Alter häufig auftretende Arterienverkalkung (Arteriosklerose) schuld, daß nicht mehr genug Blut ins männliche Glied gelangt. Die Blutgefäße, die zum Penis führen, sind dabei infolge von Ablagerungen verengt. Rauchen und übermäßiger Alkoholkonsum begünstigen diese Ursache von Potenzstörungen. Aber auch als Folge von Zuckerkrankheit kann es zu Gefäßerkrankungen kommen, die die Potenz beeinträchtigen.

Was ist ein Schwellkörperleck?

Ein Schwellkörperleck ist eine weitere Ursache für eine verminderte Potenz. Während der Erektion staut sich das Blut in den Schwellkörpern des Penis – der Rückfluß des Bluts in die Venen wird aus einem bislang noch nicht vollständig bekannten Grund behindert. Kommt es nun zu einem Schwellkörperleck, einer Schädigung des Gewebes der Schwellkörper, fließt das Blut zu rasch zurück in die Venen. Als Folge erschlafft die Erektion.

Können auch Schädigungen der Nerven zu Potenzstörungen führen?

Selbstverständlich können Schäden an den Nerven zu Impotenz führen – werden zum Beispiel bei einer Prostataoperation bestimmte Nerven beschädigt, kann, wie Sie bereits in den vorhergehenden Kapiteln erfahren haben, die Folge der Verlust der Erektionsfähigkeit sein. Aber natürlich können auch Erkrankungen der

Nerven in Gehirn und Rückenmark Schwierigkeiten mit der Potenz verursachen.

Infolge von Alkoholmißbrauch oder Zuckerkrankheit können die Nerven ebenfalls so stark geschädigt werden, daß Potenzstörungen auftreten.

Wie unterscheiden sich Prostatakarzinome?

Prostatakarzinome unterscheiden sich hinsichtlich ihrer Bösartigkeit – das heißt hinsichtlich der Schnelligkeit ihres Wachstums und der Verdrängung gesunden Gewebes. Mit Hilfe des bei einer Biopsie entnommenen Gewebes kann man einschätzen, wie bösartig ein Karzinom ist. Spricht Ihr Arzt davon, daß die entdeckte Krebsgeschwulst über einen geringen Differenzierungsgrad verfügt, liegt ein bösartiges Karzinom vor, das so rasch wie möglich entfernt werden sollte. Solche Karzinome treten verstärkt in relativ „jungen" Jahren, das heißt im Alter unter 60 Jahren auf.

Im fortgeschrittenen Alter liegen häufiger sogenannte hochdifferenzierte Karzinome vor, die in der Regel nur langsam wachsen. Allerdings können natürlich auch im hohen Alter noch bösartige Karzinome gefunden werden.

Wie soll man sich nach einer erfolgreich abgeschlossenen Prostatakrebsbehandlung verhalten?

Auch wenn das Karzinom der Vorsteherdrüse erfolgreich entfernt wurde und keine Metastasen im Körper entdeckt wurden, müssen Sie dennoch selbstverständlich regelmäßig zur Nachsorge. Dabei wird untersucht, ob sich neue Krebsherde im Körper gebildet haben.

Sie können durch Ihre Lebensweise zumindest dazu beitragen, das erneute Entstehen eines Krebsherdes im Körper zu verhindern. In jedem Fall sollten Sie ungesunde Gewohnheiten wie das Rauchen aufgeben. Auch sollten Sie auf übermäßigen Alkoholgenuß verzichten. Essen Sie zudem weniger Fleisch, und versuchen Sie, Ihren Konsum von tierischen Fetten und Zucker insgesamt zu reduzieren (Vollwertkost). Durch Stärkung Ihrer Abwehrkräfte können Sie ebenfalls Ihr Krebsrisiko senken – förderlich für das Immunsystem ist körperliche Bewegung und natürlich eine gesunde Ernährung. Eine Garantie, daß die Krebserkrankung nicht wieder ausbricht, gibt es jedoch leider nicht.

Wie lange dauert es nach einer Prostataoperation, bis sich der Patient wieder erholt?

Das ist – wie Sie sich vorstellen können – abhängig von der Operationsmethode. Nach einer offenen (chirurgischen) Prostatektomie dauert es erfahrungsgemäß länger, bis der Patient sich erholt hat, als nach einer transurethralen Prostatektomie.

Nach der Operation wird dem Patienten in der Regel ein Katheter durch die Bauchdecke in die Blase eingeführt, um zu verhindern, daß die Operationswunde beim Wasserlassen gereizt wird. Dieser Katheter bleibt ungefähr vier Tage lang, manchmal kürzer, liegen.

Bis sich alle Blutgefäße in der Operationswunde völlig geschlossen haben, dauert es ungefähr drei Wochen, vollständig verheilt ist die Operationswunde normalerweise nach spätestens zwölf Wochen. Nach dieser Zeit hat sich der Patient in der Regel auch von der Operation erholt.

Falls nach einer Operation Schmerzen im Unterleib auftreten, Sie erneut Probleme mit dem Wasserlassen haben oder wenn anderweitige Schwierigkeiten auftreten, zögern Sie bitte nicht: Gehen Sie zum Arzt! In manchen Fällen kann es beispielsweise noch zu einer Entzündung, oft kombiniert mit einer Harnröhrenverengung kommen, die unbedingt behandelt werden muß.

Warum ist bei Prostatakrebs meist der PSA-Wert im Blut erhöht?

Wie Sie wissen, wird das sogenannte prostataspezifische Antigen (PSA) nur von den Prostatazellen hergestellt. Entartete Prostatazellen, also Krebszellen, stellen eine größere Menge PSA her. Deshalb steigt die Wahrscheinlichkeit, an Krebs erkrankt zu sein, je höher der PSA-Spiegel im Blut ist. Normalerweise kommen weniger als vier Nanogramm PSA in einem Milliliter Blut vor. Übersteigt der PSA-Wert mehr als zehn Nanogramm pro Milliliter Blut, ist die Wahrscheinlichkeit recht groß, daß ein Prostatakarzinom vorliegt (bei 30 bis 50 %). Allerdings kann der PSA-Wert auch durch die Altersprostata erhöht sein.

Welche Krankheitserreger können eine Prostatitis auslösen?

Es gibt eine Reihe verschiedener Krankheitskeime, die eine Prostataentzündung hervorrufen können. Dazu gehören die Mykoplasmen, winzig kleine Lebewesen, die durch Antibiotika abgetötet werden. Auch die sogenannten Chlamydien können für die Prostatitis verantwortlich sein. Für den Arzt ist es relativ einfach, Chlamydien in einer Kultur nachzuweisen. Eine Infektion mit Chlamydien macht sich in erster Linie durch häufigen Harndrang bemerkbar. Diese Krankheitskeime werden ebenfalls durch Antibiotika bekämpft. Sie führen bei Frauen häufig zur Unterleibsentzündung mit Unfruchtbarkeit, beim Mann zu Nebenhodenentzündungen, ebenfalls mit der Gefahr der Unfruchtbarkeit.

Die zu den Geißeltierchen gehörenden Trichomonaden gehören ebenfalls zu den Erregern, die eine Prostatitis auslösen können. Eine Behandlung mit Antibiotika schlägt bei einer Trichomonaden-Prostatitis nicht an – es müssen spezielle Medikamente verabreicht werden.

Auch bei einer Gonorrhö, im Volksmund Tripper genannt, kommt es meist zu einer Prostataentzündung. Ein Tripper wird durch bestimmte Bakterien, die sogenannten Gonokokken, hervorgerufen, die in der Regel durch den Geschlechtsverkehr übertragen werden. Bekämpft werden die Gonokokken – wie die meisten Bakterien – mit Antibiotika. Bei all diesen Infektionen ist eine Partnerbehandlung notwendig!

Infolge einer Bilharziose, einer Tropenkrankheit, die durch einen winzig kleinen Wurm hervorgerufen wird und die vor allem beim Baden in verseuchten Gewässern (zum Beispiel Ägypten) übertragen wird, kann es ebenfalls zur Prostatitis kommen. Die Würmer mit dem komplizierten Namen Schistosoma haematobium können sich in der Prostata ansiedeln und machen bei fortgeschrittener Erkrankung manchmal sogar eine Entfernung der Prostata notwendig. Allerdings kann die Bilharziose durch Medikamente rasch geheilt werden. Bemerkbar macht sie sich häufig durch Blut im Urin, das immer ein Warnzeichen ist. Der Grund für Blut im Harn sollte stets ärztlich abgeklärt werden, denn auch eine Krebserkrankung (zum Beispiel Blasenkrebs) kann die Ursache dafür sein.

Kann eine chronische Prostatitis auch durch Operation behandelt werden?

Eine chronische Prostataentzündung kann sehr hartnäckig sein, weshalb viele Patienten fragen, ob diese Erkrankung operativ behandelt werden kann. Das ist jedoch nicht der Fall, denn wenn man die chronische Prostatitis operativ behandeln wollte, müßte man die gesamte Vorsteherdrüse entfernen. Diese Operation führt man in der Regel jedoch nur bei der Entfernung eines Karzinoms durch, weil die Gefahr groß ist, daß es nach der Operation zu Impotenz, manchmal auch zu Blasenschwäche kommt. Neuerdings zeigt die Überwärmung der Prostata bei einem Teil der Patienten gewisse Erfolge.

Welchen Einfluß hat die Sexualität auf die Prostata?

Regelmäßige Samenergüsse bewirken, daß sich das Prostatasekret nicht in der Vorsteherdrüse anstauen kann. Samenergüsse verhindern somit ein Anschwellen der Prostata, was in manchen Fällen schmerzhaft sein kann. Sexuelle Aktivität wirkt sich also auf die Vorsteherdrüse eher positiv aus.

Kleines Wörterbuch

Abszeß	Eitereinschmelzung im Gewebe
Adenom	Gutartige Geschwulst einer Drüse
Adnexitis	Entzündung der Geschlechtsorgane
Anämie	Blutarmut
Anamnese	Krankheitsvorgeschichte
Androgene	Männliche Sexualhormone
Ausscheidungsurogramm	Spezielle Form der Röntgenuntersuchung, mit der die Funktion der Nieren untersucht sowie Restharnbildung und Harnröhrenverengungen entdeckt werden können
Biopsie	Entnahme einer Gewebeprobe
Blasenfistel	Katheter, der durch die Bauchdecke in die Blase eingeführt wird und zur Ableitung des Urins dient, wenn der Urin nicht über den normalen Weg durch die Harnröhre ausgeschieden werden kann
Chlamydien	Kleinstlebewesen und gleichzeitig Krankheitserreger, die unter anderem eine Prostataentzündung hervorrufen können
Cholesterin	Fettartiger Stoff, der vom Körper unter anderem als Grundstoff für die Herstellung von Sexualhormonen verwendet wird

Computertomographie	Spezielle Form der Röntgenuntersuchung, bei der Schichten des Körpers betrachtet werden können
Divertikel	Ausstülpungen in der Wand eines Hohlorgans wie der Blase
Endoskopie	Untersuchung von Körperhöhlen mit Hilfe spezieller in diese Höhlen eingeführter optischer Instrumente (zum Beispiel Zystoskop = Blasenspiegel)
Ejakulation	Samenerguß
Elektroresektion	Elektrisches Entfernen von Gewebe
Erektion	Gliedversteifung
Harninkontinenz	Unwillkürlicher Abgang von Urin
Hormone	Körpereigene Stoffe, die zur Informationsübermittlung dienen und gemeinsam mit dem Nervensystem Vorgänge im Körper steuern
Hyperthermie	Überwärmung von Gewebe
Kastration	Entfernung der Keimdrüsen (dies sind beim Mann die Hoden). Bei der sogenannten chemischen Kastration werden dem Patienten Medikamente verabreicht, die die Produktion von Sexualhormonen in den Keimdrüsen stoppen.
Katheter	Dünner Schlauch, der entweder durch die Harnröhre oder die Bauchdecke in die Blase eingeführt wird, um den Urin abzuleiten
Leukozyten	Weiße Blutkörperchen

Metastasen	Tochtergeschwülste einer Krebsgeschwulst
Miktion	Wasserlassen
Nykturie	Häufiges Wasserlassen in der Nacht; oft ein Zeichen für die beginnende Prostatavergrößerung oder Entzündung
Orchiektomie	Entfernung des Hodeninhalts
Östrogene	Weibliche Sexualhormone
Paraurethrale Drüsen	Auch Nebenharndrüsen; Drüsen, die zwischen Harnröhre und Prostata liegen und mit fortgeschrittenen Lebensjahren häufig zu wachsen beginnen (sogenannte Altersprostata)
Penisprothese	Stab, der in den Penis eingesetzt wird, um den Verlust der Erektionsfähigkeit auszugleichen
Phytopharmaka	Pflanzliche Medikamente
Priapismus	Krankhaft lang anhaltende Versteifung des Penis
Prostata	Vorsteherdrüse; Organ, das unter anderem ein Drittel der Samenflüssigkeit herstellt. Die Prostata trägt die deutsche Bezeichnung Vorsteherdrüse, weil sie unter der Blase sitzt, also der Blase „vorsteht".
Prostatahypertrophie	Auch Altersprostata, benigne Prostatahyperplasie und Prostataadenom; gutartige Wucherung der paraurethralen Drüsen, die zur Verdrängung der Vorsteherdrüse führt
Prostatektomie	Eigentlich: Entfernung der Prostata, wird aber häufig als Bezeichnung für die Entfernung der Altersprostata

	gebraucht, bei der nicht die Vorsteherdrüse, sondern nur die Geschwulst der Harnröhrendrüsen herausgeschnitten wird
Prostatische Harnröhre	Teil der Harnröhre, der von der Prostata umschlossen wird
Prostatitis	Entzündung der Vorsteherdrüse
Prostatopathie	Auch Prostatodynie, vegetatives Urogenitalsyndrom; Prostataschmerz
PSA	Abkürzung für prostataspezifisches Antigen; Stoff, der nur von den Prostatazellen hergestellt wird und im Blut nachgewiesen werden kann. Bei einer Krebserkrankung ist die Konzentration von PSA im Blut erhöht.
Pyelonephritis	Entzündung von Nierenbecken und Niere
Radiospickung	Das Einsetzen von Teilchen mit radioaktiver Strahlung in die Prostata zur Bekämpfung von Prostatakrebs
Rektaluntersuchung	Untersuchung, bei der der Arzt den Enddarm und die Prostata mit dem Finger austastet
Restharn	Nach dem Wasserlassen in der Blase verbleibender Urin
Seeds	Radioaktive Teilchen, die zur Bekämpfung eines Prostatakarzinoms in die Prostata eingesetzt werden
SKAT	Abkürzung für Schwellkörper-Autoinjektionstherapie; Methode, um bei fehlender Erektionsfähigkeit durch Einspritzen gefäßaktiver Stoffe den Penis zu versteifen
Sonographie	Ultraschalluntersuchung

Spermien	Männliche Samenzellen
Sphincter vesicae externus	Äußerer Schließmuskel der Blase, der sich in der Beckenbodenmuskulatur befindet und durch den Willen gesteuert wird
Sphincter vesicae internus	Innerer Blasenschließmuskel, dessen Funktion nicht vom Willen gesteuert werden kann
Sphinkter-Prothese	Implantat, das den Schließmuskel ersetzt
Stenose	Verengung (zum Beispiel der Harnröhre)
Stent	Auch Prostataprothese; hohler Stift aus Edelstahlgitter, der in die Harnröhre eingesetzt wird, um sie zu dehnen und bei fortgeschrittener Altersprostata die Blasenentleerung zu ermöglichen
Testosteron	Wichtigstes männliches Sexualhormon, das vor allem von den Hoden gebildet wird und den Sexualtrieb weitgehend steuert
Transrektale Sonographie	Ultraschalluntersuchung der Prostata vom Enddarm aus
TULIP	Abkürzung für transurethrale, ultraschallgesteuerte, laserinduzierte Prostatektomie; Entfernung der Altersprostata mit Hilfe eines Geräts, das in die Harnröhre eingeführt wird und energiereiche Laserstrahlen aussendet, die das Gewebe zerstören
TURP	Abkürzung für transurethrale Prostatektomie; Operation der Prostata durch die Harnröhre mit einem speziellen Instrument, einem Resektoskop
Urämie	Harnvergiftung

Ureter	Harnleiter (von der Niere zur Blase), wird häufig mit der Harnröhre verwechselt
Urethra	Harnröhre
Uroflowmetrie	Harnflußmessung; Untersuchung, mit der eine Kurve geschrieben wird, aus der verschiedene Krankheitssymptome abgelesen werden, zum Beispiel auch ob ein Abflußhindernis für den Urin vorliegt
Urogenitalsystem	Harn- und Geschlechtswege beim Mann; die Harnröhre dient sowohl zur Ausscheidung des Urins als auch des Samens
Vegetatives Nervensystem	Nicht willentlich steuerbares Nervensystem des Körpers
Zytostatika	Zellgifte; Medikamente, die zur Bekämpfung von Krebszellen eingesetzt werden (sogenannte Chemotherapie)
Zystoskopie	Blasenspiegelung

Adressen, die weiterhelfen können

Wenn Sie wissen wollen, wo Sie weitere Hilfe bei Prostataerkrankungen bekommen, können Sie sich an die regionalen Ärztekammern und folgende Adressen wenden:

Forum Prostata
Deutsches Grünes Kreuz
Schuhmarkt 4
35037 Marburg
Tel.: 0 64 21/29 30

Die Deutsche Krebshilfe kann Ihnen weiterhelfen, wenn Sie noch Fragen zu Krebs haben.

Deutsche Krebshilfe e. V.
Thomas-Mann-Straße 40
53111 Bonn
Tel.: 02 28/72 99 00

Sollte es infolge Ihrer Prostataerkrankung zu Inkontinenz gekommen sein, erhalten Sie zusätzliche Informationen bei der Gesellschaft für Inkontinenzhilfe:

Gesellschaft für Inkontinenzhilfe e. V.
Friedrich-Ebert-Straße 124
34119 Kassel
Tel.: 05 61/78 06 04

Register

Adnexitis *20*
Alpha-Rezeptor-Blocker *61*
Altersprostata *28, 60, 62, 64, 66, 68, 70, 72, 114*
Ausfluß *25*
Ausscheidungsurogramm *52*

Ballondilatation *71*
Benigne Prostatahyperplasie *28*
Bewegung *96*
Biopsie *50, 53*
Blasendivertikel *35*
Blasenfistel *56*
Blutharnen *34*
Blutuntersuchung *44*

Chlamydien *21*
Computertomographie *52*

Dihydrotestosteron *30, 74*
Dreigläserprobe *46*

Elektroresektion *66, 76*
Endoskopie *53*
Ejakulat *17*
Erektionsstütze *84*

Ernährung *90*

Fisteln *23*

Geschlechtskrankheit *21*
Geschlechtsorgane *17*
Geschlechtsverkehr *106*

Harnabflußmessung *47*
Harnblase *16*
Harndrang, häufiger *22, 31*
Harninkontinenz *34, 73, 85, 94, 102*
Harnröhre *17*
Harnröhrenverengung *73*
Harnvergiftung *34*
Harnverhaltung *22, 33*
Harnwegsentzündung *34, 47*
Hoden *17*
Hodenentfernung *77*
Hormonblockade *79, 80*
Hormone *19, 30*
Hyperthermie *71*

Impotenz *72, 82, 114*

Kältechirurgie *70*
Kastration, chemische *81*
Kastration, operative *77*
Katheter *62, 104*

Kernspintomographie *52*
Kondom-Urinal *104*

Laseroperationen *70*
LH-RH-Analoga *75*
Lymphadenektomie

Nebenhoden *17*
Nierenfunktion *45*
Nykturie *31*

Orchiektomie *77*

Paraurethrale Drüsen *14, 28*
Penisprothese *82*
Penoring *105*
Physiotherapie *62*
Phytopharmaka *57, 60*
Prostataabszeß *21, 23, 56*
Prostataadenom *28, 62*
Prostatahypertrophie *28*
Prostatakrebs *36, 38, 45, 74, 76, 80, 88, 116*
Prostataprothese *71*
Prostataspezifisches Antigen *45, 117*
Prostatavergrößerung *28*
Prostatektomie *68*
Prostatitis *20, 22, 24, 44, 47, 54, 118*

Prostatopathie *26, 58*
Psychotherapie *59, 111*

Radiospickung *81*
Rektaluntersuchung *48, 88*
Restharn *32, 34*
Retrograde Ejakulation *72*
Röntgenuntersuchung *50*

Samenbläschen *17*
Schließmuskel *16, 34, 73*
Schließmuskel, künstlicher *85*
Schwellkörperleck *115*
Seeds *81*

Sexualstörungen *25, 26*
Sitzbäder *54, 62, 100*
SKAT *82*
Sonographie *50*
Stent *71*
Strahlentherapie *80*

Tastuntersuchung *48*
Testosteron *15, 30, 79, 80, 119*
Transurethrale Prostatektomie *66, 76*
Trinkmenge *92*

Ultraschalluntersuchung *49, 50*
Urinuntersuchung *46*

Uroflowmetrie *47*
Urogenitalsystem *17*
Urologische Spirale *71*

Vorsorgeuntersuchung *88*

Wasserlassen, Probleme *31*

Zeugungsfähigkeit *72*
Zystoskopie *50*
Zytostatika *80*